SHODENSHA
SHINSHO

老いない技術

元気で暮らす10の生活習慣

林 泰史

祥伝社新書

元気で長生きの十か条

- **第一条** 血清アルブミン値が高い
- **第二条** 血清総コレステロール値は高すぎず低すぎず
- **第三条** 足が丈夫である
- **第四条** 主観的健康感がよい
- **第五条** 短期の記憶力がよい
- **第六条** 太り方は中くらい
- **第七条** タバコを吸わない
- **第八条** お酒は飲みすぎない
- **第九条** 血圧は高すぎず低すぎず
- **第十条** 社会参加が活発である

（東京都老人総合研究所：サクセスフルエイジングをめざして　より）

まえがき——サクセスフルエイジングを目指して

多くの人々にすばらしい毎日、すばらしい人生を送っていただこうと、政治学、経済学、哲学などの文化的な学問は理想的な生き方を示す一方で、医学、薬学、生理学などの自然科学は体や心を豊かにする手法を示してきました。

このように人々の生活を楽しくするようにといろいろな学問が努力を重ねてきましたが、学問の中でも医学は人々の痛みを和らげ、健康を守り、予期せぬ早世を防ごうとして古代エジプト・ギリシャ時代から発達し、十九世紀になってからは科学的基盤を糧《かて》にして著しい進歩を遂げました。その結果、感染症・成人病・がんなどにより若くして亡くなる人が大幅に減少し、昨今では人々の寿命が生産活動年月の1・5倍にも延び、人生八〇年時代を迎えることができました。

医学が死に対して挑戦し続けてきたことによって、男性の平均寿命が七九歳、女性のそれが八六歳近くといった高齢社会が到来しましたが、人々は医学に対して平均寿命の延伸だけでなく、いつまでも若々しく楽しく生きられるような技法を求めるといった具合に、医学に対する要望水準が高くなってきました。

医学に対する高い望みの一部でも適《かな》えるため、高齢者医学に関係してきた者として、老いない技術に関わる体にいいこと、悪いことを明らかにする責務があると考え本書を著しました。本書では多くの健康関連書籍が推奨してきたような健康を阻害する危険因子を可能な限り排除して健康長寿を目指そうとするのではなく、ストレスのない、ゆったりとしたセカンドライフ健康法を示しています。そのために必要な新健康常識のポイントを「元気で長生きの十か条」として2ページに紹介しました。この十か条に合わせた生き方をするのが不老長寿に近づくクスリといえます。この十か条の詳細とその科学的根拠について、本文で詳しく説明しています。

第1章で老化とは何かについて詳しく述べました。人は誰しも歳とともに老いていくものですが、生まれて何歳になったかという加齢と老《ふ》け込むといった老化とは、必ずしも並行するものではありません。歳をとってもあまり老け込まないで若々しく保つ技術を得るために体にいいこと、悪いことの概略を第1章で述べます。いくら健康に気を付けていても高齢になると誰しも病気知らずとはいかなくなります。そこで、病気にならない方法を知っておくとともにたとえ病気になっても病気とうまく付き合う方法について第2章で述べます。元気に人生を楽しんでいた高齢者ほど病気にかかりますと気落ちしてしまい、急に老いてしまう事例をよく見かけます。病気になって精神的に落ち込んでしまいますと、精神力・体力だけでなく消化吸収力や免疫力まで低下し、次の病気を招きがちとなります。そこで、かかった病気や治療に携わる医師、薬などと上手に付き合い、たとえ病気にかかっても高い生活の質を保つ方法についても述べます。

第3章、第4章では老いないための技術としての食事・運動の方法について述べます。この両章においては、この食べ物はダメ、毎日しっかりと運動をしなければダメ、などと禁止項目を並べたり厳しい内容の食事・運動療法を求めてはいません。

多くの人は健康によいことは分かっていても努力・努力の毎日を強制されるのは嫌でしょうし、可能な限りストレスのない生活を営みながら健康で老いない人生を送りたいと考えているはずです。このことから多くの人に実行していただけることを念頭において、緩やかな食事療法や誰にでもできる運動療法について述べます。そして、第5章では食事・運動療法以外の生活について見直して、老いない技術を知っていただこうと考えています。

第1章から第5章までのすべての項目に科学的根拠に基づいたデータや図を掲載し説明しています。これらの項目のうち自分に適した内容、不十分な側面だけを取り上げ、毎日の生活に置き換えていただきますと、たいして苦労もせずに老いない技術を獲得でき、人生の最期までしみじみと「いい人生だった」と思えるようになると考えています。このような長寿をサクセスフルエイジング（成功した加齢・うまくいった人生）と言います。私たちは与えられた唯一回の人生をサクセスフルエイジングにしたいものです。

この本を手元において、人生八〇年時代において老いない技術のための新健康常識――体にいいこと、悪いことをいくつか身につけていただければ著者にとっては望外の幸せです。

東京都リハビリテーション病院　林《はやし》　泰史《やすふみ》

老いない技術──元気で長生きの十か条

目次

第2章　生活の質を高め、病気と上手に付き合う方法

第3章　食の健康法　健康の源は食にあり……149

■第1章■

老化とは何だろうか

老化の必須条件とは何か

私たちは歳を取ると老いていきます。しかし、同じ高齢者でも人によっては「百歳万歳」といえるほど若々しい人がいます。どうやら歳を取ることと老いることとは、同じではないようです。そうです。「歳を取る」とは、生まれてから何年経ったといった年月の長さを示しているにすぎないのです。

一方、「老いる」とは、熟年期以降に歳とともに体や体内臓器の働きが低下して、精神・身体の働きが鈍くなっていく状態を指し、単に歳を取ることとは違うのです。そこでこの本では、私たちが毎日暦《こよみ》をめくるたびに「歳を取っていく」にしても、できるだけ「老いない」ようにして若々しく快適な人生を送るための新健康常識を述べていきます。

まず、老いることについては老年学の第一人者、ストレーラー氏が〔図表1〕に示すように「老化は4原則が基本」と述べています。今ではこの4原則が老化の必須要件として認められています。

老化の4原則の第1は、多少の違いがあっても老化はすべての人に例外なく生じるといった普遍性が見られることです。髪の毛が薄くなる、顔にしわが寄るといった老化現象は、多少の違いがあっても誰にでも生じます。しかし、高血圧・骨粗鬆症《こつそそうしょう》は、誰にでも生じるといった普遍性を示しませんので、老化現象ではなく高齢者に多い病気です。

図表1　老化の基本的な4原則

普遍性	:すべての人に例外なく起こる
内在性	:原因として、体内に備わった働きで生じる。しかし環境により増減することはある
進行性	:突然起こるのではなく、進行性であり、後戻りはしない
有害性	:体・臓器の働きの低下をもたらし、生きていくのに有害となったり、望ましくない状態となる

第2に、老化は環境による差があるとしても、人種差、地域差、貧富の差などとは関係なく、人の体に備わった内在性の現象として生じることです。髪の毛の薄さや顔のしわは体の老いとともに生じますが、高血圧・骨粗鬆症などの病気はストレスや非活動的な毎日で生じ、一方、薬や生活習慣の改善など、外部からの働きかけにより、治すことができます。

第3の進行性については、老化は事故や感染症のように突発性・急性に生じたり治ったりせず、徐々に進行して後戻りしないという特徴を持っていることです。髪の毛の薄さや顔のしわは歳とともに徐々に進行して後戻りはしませんが、高血圧や骨粗鬆症は改善し治せますので、進行性といった老化には当てはまりません。

第4は老化が体や体内臓器の働きを低下させ、有害となり望ましくない状態になることです。高血圧や骨粗鬆症と同様に、髪の毛の薄さや顔のしわは体にとって望ましくないといえます。

老化を止めたり、後戻りさせて不老長寿を達成するのは無理ですが、老化をできるだけゆっくりと進行させて楽しい人生を送ることはできます。

それらの方法について紹介するのが本書の目的です。老化の基本的な4原則のうち進行性・有害性については後で述べることにして、まず普遍性・内在性について説明します。

屋久島には縄文時代からの杉が青々と茂っていますが、植物の世界では寿命がないような種類がありそうです。一方、動物の世界では蟬《せみ》や蛍《ほたる》は地上に出てきて数日程度で死ぬ、鮭も川を遡上した後、卵が孵化《ふか》する前に死ぬ、人間も50億人以上もいる世界の人たちの中で誰も一五〇歳までは生きずに死ぬ、といった現象が見られます。人が一二〇歳以内に天寿を全《まっと》うするのは、蛍や鮭のように体内に老化・死のプログラムが仕組まれているからです。

では、老化はどのようなプログラムで進んでいくのでしょうか。老化は〔図表2〕に示す六つの原因が関与して進みますが、その一つにプログラム説があります。今から約四〇年前にヘイフリック氏が人の細胞をガラス皿の上で飼い、分裂して皿一杯に増えたら、細胞の一部を新しいガラス皿に移し替えて再び飼うといった実験を繰り返しました。その結果、ガラス皿を約五〇回交換すると、細胞はきまって分裂増殖する元気をなくしてしまいました。このことから細胞はプログラム通りに老化して死ぬことが分かったのです。

図表2　老化を生じる原因

学　説	内　容
プログラム説	あらかじめ遺伝的に種の最大寿命、細胞分裂回数が決まっている
活性酸素（フリーラジカル）説	反応性の高いフリーラジカルを有する酸素や分子の蓄積が体を傷つける
誤り説	歳とともに蛋白合成での誤りが増加し、異常蛋白が老化をもたらす
代謝率説	体面積あたりの酸素消費量の多い、すなわち代謝率の高い種ほど最大寿命が短い
架橋説	コラーゲンなどが架橋を形成し、溶けにくい老化物質となって蓄積
老廃物蓄積説	異常蛋白の除去機能が低下して老化物質が蓄積

また、人が体内に取り込んだ酸素は突然反応しやすい活性酸素やその仲間に変化しますが、これらフリーラジカルを持った活性酸素によって傷のついた遺伝子や蛋白質が歳とともに増えるのも老化の第2の原因となります。

一生のうちに誤って作られた異常な蛋白質が歳とともに溜まる「誤り説」や、体格に比べて酸素を多く使い活性酸素を発生させやすくするといった「代謝率説」も老化の原因と考えられています。さらに、歳とともにコラーゲンなどの蛋白質がお互いに固く繋がって肝細胞や精巣の細胞の居場所を少なくする「架橋説」、溶けにくい異常蛋白質が脳内に沈着して脳の働きを低下させる「老廃物蓄積説」も老化の原因と考えられています。

本書では、老化の原因のうち体内プログラム説以外の項目について、異常蛋白質や固い蛋白質を増やさない、蓄積させないようにするため生活様式を見直したり、ビタミンや薬などを摂取して老化を遅らせ、若々しく楽しい人生を送る方法について述べていきます。

老化と病気はどこが違うのか

歳を取ると髪の毛が細くなって抜けたり白くなる、顔にたくさんのしわができるなどは、程度の差こそあっても誰にでも見られる現象で、普遍性・内在性によるといえます。また、それらの現象は、後戻りすることなく進行し、けっして望ましい現象ではありませんので進行性・有害性を示しています。このことから、歳を取るとともに変化する髪の毛、顔のしわは、老化の基本的な4原則に合っていて老化現象といえます。

ところが、歳を取った人に発症しやすい高血圧や骨粗鬆症については、罹患していない人のほうが多く、生活様式で発症率が異なるといった点で普遍性・内在性は見られません。さらに運動や薬などで改善・治癒できますので、進行性を停止・逆戻りさせうるといった点で老化の基本的な4原則に合わず、高齢者に多い病気に属します。

いま、勤めている東京都リハビリテーション病院では一五年前に骨密度が若い人の約50%と、骨折しそうな状態の六五歳の患者さんがおられました。その後一五年間治療を継続した結果、八〇歳になって骨密度は若い人の67%にまで回復、この傾向が続けば数年後には若い

図表3　骨粗鬆症での重篤な骨折、大腿骨頸部骨折の年次変化
（カナダ、オンタリオ州）

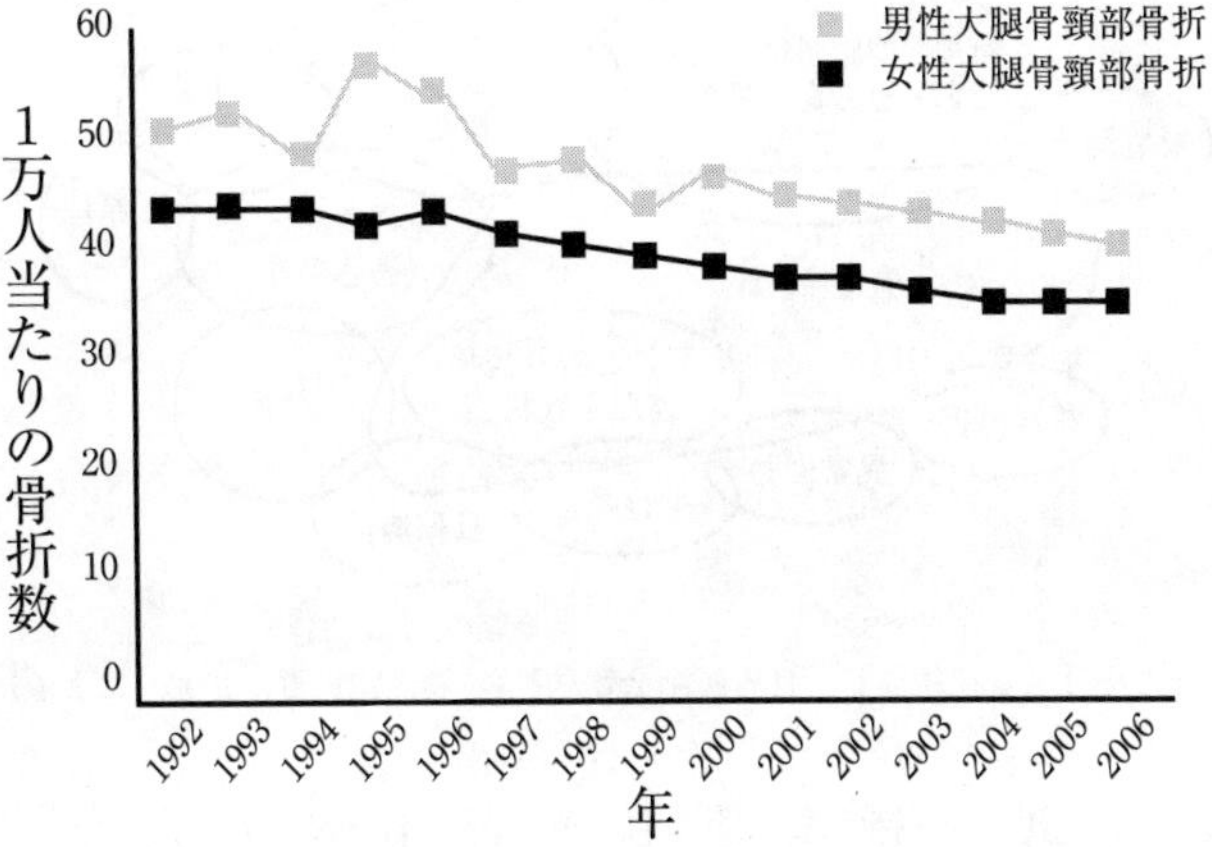

人の骨密度の70％以上となり、骨粗鬆症は治癒したことになります。

また、カナダのオンタリオ州では〔図表3〕に示すように一九九二年から二〇〇六年までの一五年間で骨粗鬆症による骨折の中でも重篤な大腿骨頸部骨折の患者数が約20％も減少し、同様の報告はアメリカやヨーロッパの国々からも出され、骨粗鬆症は治しうる高齢者の病気で進行性を示す老化現象ではないことが、はっきりしてきました。進行する一方の老化現象とは違って、治しうるといった特徴を示す高齢者の病気は医学の進歩にもよります。現在の老化現象についても将来は進行を停止・後戻りさせることができるかもしれませんから、アンテナを高くしておくことが若々しく楽しい人生のためには必要です。

図表4　老化に伴う諸症状・老年症候群とお互いの関連性

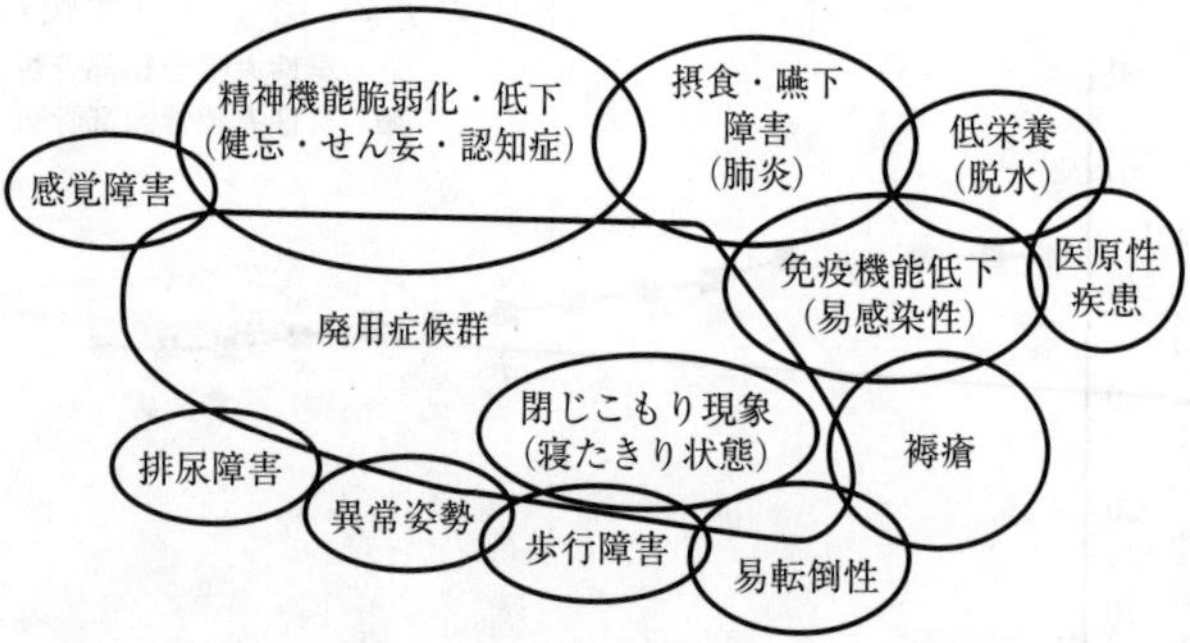

(林泰史「老年症候群」『日本医師会雑誌』127巻、1815頁、2002. による)

では、髪の毛や顔のしわの変化以外に、老化現象にはどのような症状があるのでしょうか。若い人には見られないが高齢者にしばしば見られ、十分に治せない症状を老年症候群といいます。〔図表4〕に示す廃用症候群を中心とした12項目の老年症候群が老化に伴う変化といえます。老年症候群の第1には視力・聴力などの低下で代表される感覚障害が挙げられ、感覚障害と密接に関係するものに健忘・せん妄・認知症を中心とした精神機能脆弱化・低下があり、これらは完全にとはいえませんが普遍性・内在性・進行性といった要素を持っています。

高齢者の身体機能・精神活動の低下と関連して摂食・嚥下《えんか》障害が生じ、それによる誤嚥が高齢者の肺炎のほとんどを占めているという医師もいるほど誤嚥と肺炎とは関連が深いものです。食べにくなりますと低栄養、脱水に陥《おちい》りやすくなり、免疫機能の低下や易感染性を介して医療に伴う事故や副作用が生じやすくなります。これを医原性疾患または医原病といいます。低栄養・易感染性は褥瘡《じょくそう》（床ずれ）を作りやすく、高齢者の姿勢異常に基づく歩行障害・易転倒性による骨折も褥瘡の原因となります。また、排尿障害も高齢者特有の症状で、老化が関わって生じます。これら12項目の症状すべてが重なってしばしば高齢者を寝たきり状態にしてしまいます。

概略してみますと、いずれの老年症候群も普遍性・内在性・進行性を持った高齢者特有の症状ですが、一つ一つを厳密に検討しますと低栄養や褥瘡、嚥下障害、排尿障害、易転倒性、寝たきり状態などのように少しは改善できるものもあります。

しかし、高血圧や骨粗鬆症のように完全治癒は困難です。老年症候群の一部は髪の毛の薄さや顔のしわのように誰にでも生じるといった普遍性は低いのですが、高齢者に生じうる危険性の高い症状です。老化に伴う様々な症状、老年症候群に比べて高齢者に多い病気には高血圧、骨粗鬆症のほかに動脈硬化、糖尿病、痛風、変形性関節症、狭心症、心筋梗塞、慢性閉塞性肺疾患、脳卒中、パーキンソン病など、全身性の病気から関節・心臓・肺・脳神経の病気などたくさんあります。これらの病気は歳を取ったために生じたというより、日常生活の不適切さが発症に大きく関わって若い人にも生じ、薬や生活様式の変化で治しうる病気でもあります。

とはいっても老年症候群と高齢者に多い病気との区別は医学の進歩により変化し、老化の一現象であると考えられていた症状や変化も治療法が開発されて、治しうる病気であると認識されたものもありますので、これら最新情報を知ることが大切です。

体の細胞の新陳代謝と老化との関係

私たちが歳を取っていったときに、どの程度老《ふ》けているか、すなわち老化しているかを表わす指標が考案されています。しかし、それは皮膚のたるみ、顔のしわ、髪の毛の薄さ、体力などを合計して老化の程度を指標としているために複雑すぎるのが欠点です。とはいっても、ジャンプ力だけ、髪の毛の薄さだけ、といったようにチェック項目を絞り込みすぎますと、使いやすい指標とはなっても、老化を見ているのか体力や髪の毛の変化を見ているのか分からなくなってしまいます。

また、動物実験では顔のしわやジャンプ力など人の老化指標を使えません。そこで、老化が進んで限界点に達した「死」、死亡年齢を老化の速さの指標として使用するのが一般的になっています。一人ひとりの死については事故や感染症、がんなどと原因は様々ですが、人でも動物でも集団としての平均寿命が長いと老化がゆっくりと進んでいる、平均寿命が短い

図表5　サルの仲間の性成熟年齢と最長寿命との関係

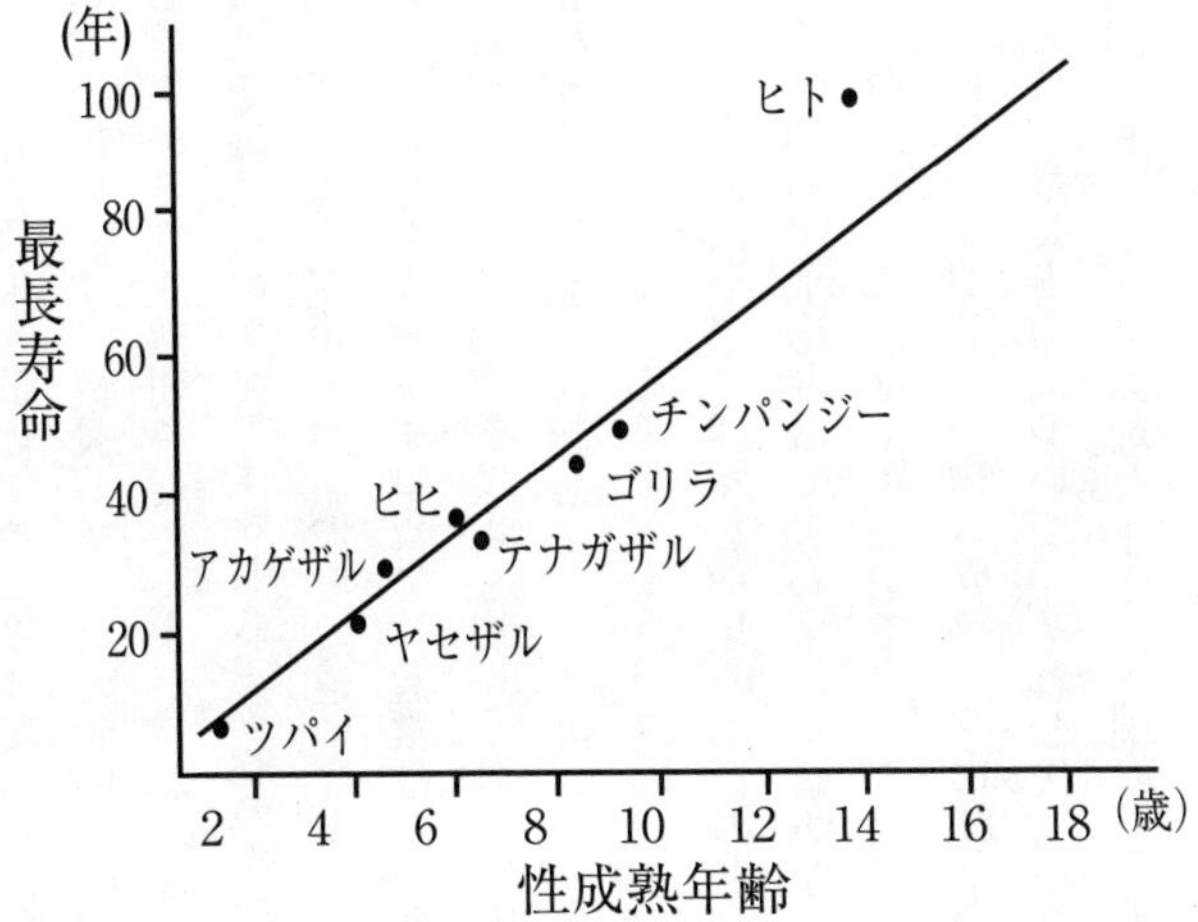

場合は老化が速く進んでいるといえます。たとえば、ある虫を60％の酸素が充満している箱の中で飼った場合には平均寿命が九日間、1％の低酸素の箱の中で飼った場合には平均寿命が二七日間だったとしますと、低酸素下ではその虫の老化が3倍も遅れ、長命を保てたといえます。

　このようにして、様々な動物の老化のスピードを動物の寿命で捉《とら》えますと、〔図表5〕に示すようにサルの仲間の最長寿命はその動物の性成熟年齢と比例することが分かります。人では性成熟年齢が一四歳前後ですが、最長年齢は一〇〇歳前後と性成熟年齢の約7倍になっています。同様にゴリラやチンパンジーでは八歳前後で性成熟期を迎えますが、最長寿命は約五〇歳と性成熟年齢の約7倍になり、進化の程度が低いアカゲザルでは性成熟年齢が約四歳、最長寿命が約7倍の三〇歳前後になっています。成長して全身の各臓器の細胞が活発に代謝できるようになったときに子どもを生める性成熟期を迎えますが、この時期が早い動物では早く壮年動物・老齢動物になって死を迎えるのです。すなわち、細胞の代謝が活発な場合は老化が早まることになります。

住んでいる空気中の酸素濃度の違いによって平均寿命が異なると述べた虫は、蛆虫の小型のような形をしたセンチュウで、通常は平均寿命が二〇日間ぐらいです。この虫は成長、老化が速いために動物実験でよく用いられ、宇宙飛行での研究にもしばしば登場します。

細胞が早く活発に代謝して、早く成熟して子どもを生めるようになるのはよいのですが、早く老化して寿命を縮めてしまうのは困ったことです。

また、寿命について様々な種類の動物の老化度で表わすには、その動物が生まれてから死ぬまでの期間、平均寿命で表わすのが適切なのでしょうが、戸籍簿を作れない自然界の動物では寿命を調べるのは至難の業です。そこで、ゴリラやチンパンジーのような動物では、判明した最長寿命がその動物の成熟・老化度とを比較する指標としてしばしば用いられます。

例えば、最長寿命について、それと代謝率とを掛け合わせた値は200と一定になることが〔図表6〕から読み取れます。〔図表5〕ではサルや霊長類など人間に近い動物の最長寿命を示しましたが、〔図表6〕ではネズミの仲間からゾウ、ヒトに至る様々な哺乳類につい

図表6　哺乳動物の代謝率と最長寿命との関係

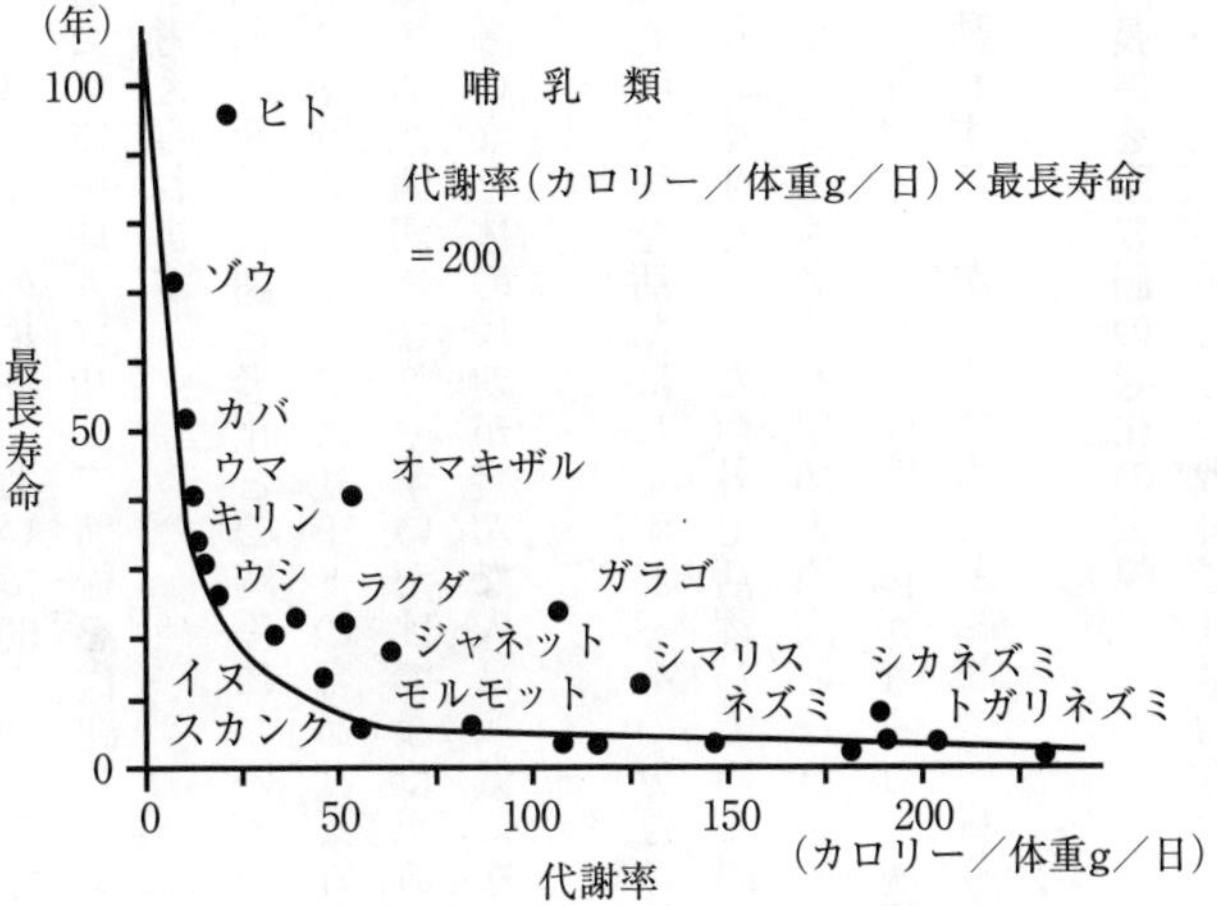

ての最長寿命を示しています。ネズミのように小さな哺乳動物では体重の割に広い体表から体温が放散しますので細胞は活発に代謝を営み、一日に体重1グラム当たり200カロリー以上を代謝しますので、最長寿命は一歳以下となります。一方、ヒトでは50kgのヒトが一日に1000キロカロリーの代謝を営みますので、計算上は最長二〇〜三〇年ぐらいしか生きられないことになります。

　ところが、現代人は八〇年近く生きています。ヒトが誕生して約五〇〇万年の歴史のうち1%に当たる最近の五万年間に、文明の支援などで体格が大きくなって多くのカロリーを摂るようになるなど体の様子を変えてきました。その結果、ヒトの誕生以来99%の期間において二〇〜三〇年の最長寿命であったものが、残り1%の期間において60~70kgの体格で一日に1000キロカロリー（体重1グラム当たり15キロカロリー）前後を代謝して、最長寿命一〇〇年以上を保てるようになったものと考えられます。

細胞の新陳代謝と老化との関係についての身の回りの出来事について考えてみますと、相撲取りや野球選手、アスリートの寿命は案外と短いことが知られています。これは、相撲取りが生活習慣病になりやすいだけでなく、あまりにも活発に運動している人はがんにかかる人が多いなど体の代謝が盛んな人は病気になったり、死を早めたりすることの多いことが関係しています。

細胞の代謝を活発にしますと、その分だけ酸素を多く消費しますので老化を早める活性酸素を作りやすく、また戸外で活躍している間に老化促進因子となる紫外線の被曝が多くなったりすることも老化を早める原因となります。かといって、細胞の代謝を抑えるような安静気味の生活をしていますと、体がなまり、廃用症候群に陥ってしまいますので、体はほどほどに動かすことが大切であると結論づけられます。

健康長寿を阻む脳の老化の実際

今から五〇年前ごろの戦後では平均寿命が五〇歳代で、死亡原因の1位を占める結核や脳卒中を予防して治し、長生きすることが命と健康に関する国民の願いでした。その後、戦後の経済成長に伴う栄養や医療状況の改善を通して、誰しも長命を保つことが夢でなくなってきますと、今度は病気の予防・治療を通して健康長寿を達成することが人々の願いとなりました。

そこで、国や自治体ではまず病気の早期発見・早期治療策を推進しました。続いて、病気から遠ざかった体にする健康増進策に力が入れられた結果、日本人の平均寿命は八〇歳を超え、約80%の高齢者は元気ということになりました。しかし今度は、八〇歳になって十数%に達する要介護状態や寝たきり状態の高齢者の自立と尊厳を保つこと、また健康長寿を阻む認知症を防止し、回復をすることといった、より困難な課題への挑戦が待っていました。

これら困難な課題への挑戦を目指し、私たちは二〇〇〇年に介護予防テキストを作成し、転倒予防、閉じこもり予防、誤嚥予防などとともに認知症予防も目次に入れたのですが、認知症予防だけは信頼される内容の記述ができず、テキストから削除した悔しい思いを経験しました。

しかし、昨今の研究成果からはすべての認知症を予防したり回復したりはできなくとも、予防・治療に希望が持てるようになってきたのです。

高齢者の中には人の名前が思い出せない、昔のことはよく覚えているが、昨日のことはす

図表7　結晶性知能と流動性知能の年齢による変化

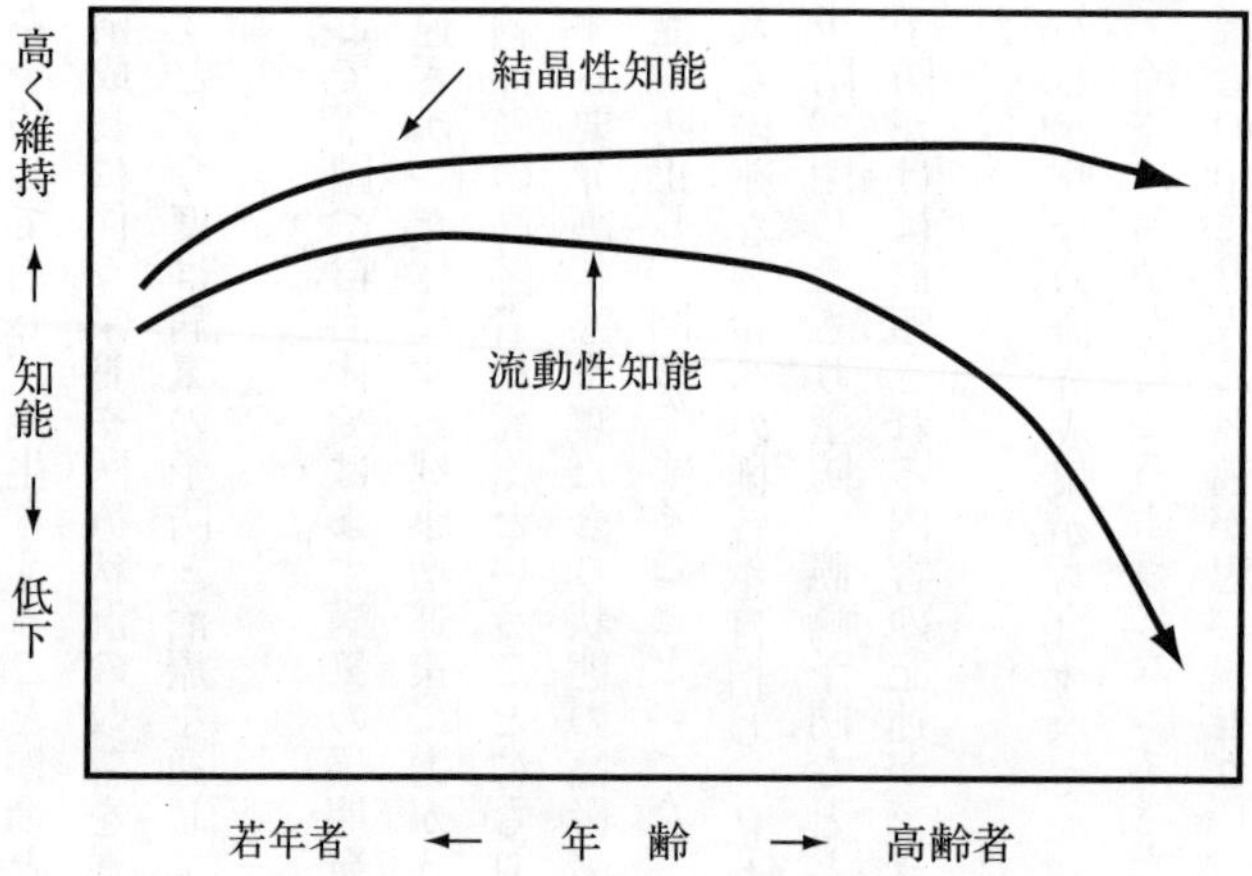

っかり忘れたという人が多くいます。では、脳が老化するとどのような知能や記憶力、判断力が低下して認知症になっていくのでしょうか。知能には、学校教育など環境条件により蓄えられた経験や知識に基づく結晶性知能と、生理的な脳機能や成熟によって備えられた流動性知能とがあります。これら二つの知能の老化による変化を〔図表7〕に示します。

学校や親から教わった結晶性知能は六〇歳ごろに最大となり八〇歳ごろまで維持されます。しかし、生まれつきの能力ともいえる環境適応能力である流動性知能は三〇歳から四〇歳ごろにかけて最大となり、それ以降は低下しますので会社などで目前の課題をどんどんと解決しなければならない課長・係長さんを三〇歳～四〇歳代の人に当てているのは適切です。また広い知識・経験に基づいた結晶性知能を活用して総合判断が求められる会社役員は六〇～七〇歳代の人々が担っているのも、私たちの経験から生まれた知恵といえます。

脳の老化について知能に限って述べてきましたが、老化していく脳は多様な働きをし、手足を動かす、痛みを感じるといった体の働きを司るのも脳です。一方、知能以外に記憶、認識、学習、企画、創造、判断、言語なども脳の働きで、これらはお互いに関連し合って働いています。これらの働きは運動・知覚作用とは異なり、人間にのみ発達した働きですので高次脳機能といわれています。

高次脳機能のおのおのは、知能と同様に老化に伴って変化をしながら低下していきます。高齢になるとしばしば口にのぼる〝物忘れがひどくなった〟という記憶についての老化の影響を〔図表8〕に沿って述べます。

記憶は何か物事を覚え（記銘）、それを頭の中に保ち（保持）、そして思い出して表現する（再生）といった三段階で成り立っています。まず、耳や目に入った刺激は感覚記憶として頭に入りますが、それらはすぐに消失してしまいます。そうしないですべての刺激を記憶しますと頭の中は記憶でパンクしてしまいます。感覚記憶の中でも特別な事柄は一次記憶、短期記憶として認識します。患者さんに鋏や鉛筆など五つの品物を見せたのち、すぐに隠して思い出させるテストがありますが、この短期記憶は七〇～九〇歳の人でも約90％は正解する

図表8　記憶の年齢による変化

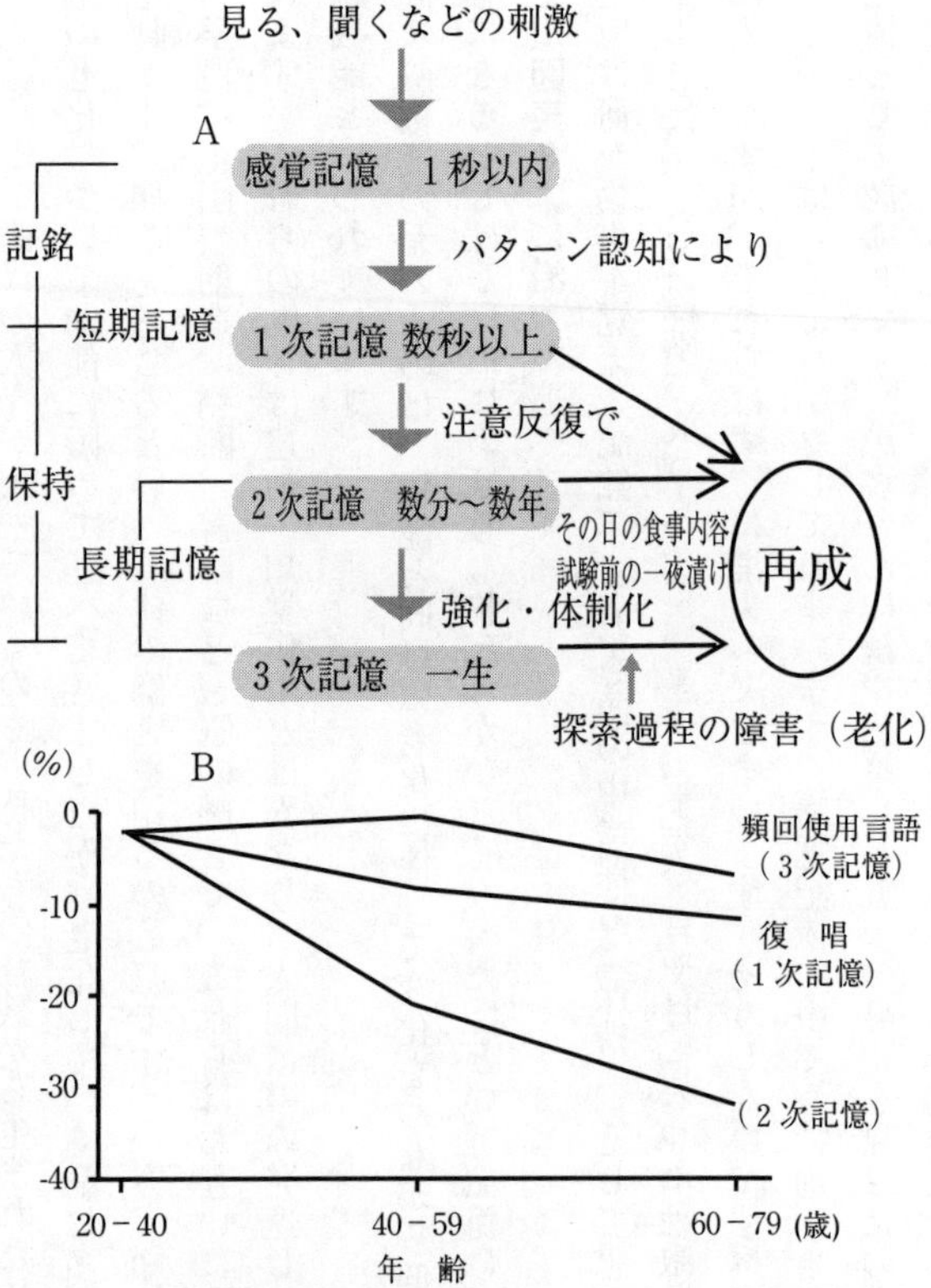

A：記憶のメカニズム
B：種々の記憶の年齢による変化

ほど老化をしても低下しません。

また、一生にわたってよく使う言葉（頻回使用言語）のような三次記憶も一次記憶以上によく保たれています。しかし、数日前の食事や近い過去の出来事など、二次記憶は若い頃から加齢とともに暫時低下していきます。

昔から知っている人でも常日頃から会っていると記憶は強化され、記憶体制の中にしっかりと入り込みますが、いくらしっかりと覚えた人の名前でも何年間か思い出さないでいますととっさには想起できなくなります。これは頭の中に定着されている長期記憶の中から必要に応じて再生する探索過程が、老化によって障害を生じているためです。

認知症の特徴の一つに記憶障害が挙げられていますが、人の名前が思い出せなくても認知症と診断されないのは、思い出せなくても日常生活に困ることがないからです。いろいろな記憶が障害されて社会生活に影響が出る、自分の体に不都合なことが生じるといった場合は認知症とされますが、少しの物忘れぐらいでは日常生活に支障はありませんので、くよくよしないで楽しく毎日を送ることが大切です。

脳の老化のメカニズム

誰でも歳を取ると体力が低下したり体格・容貌に変化が生じるように、脳も老化し知能が低下したり記憶が落ちてしまいます。体格・容貌の変化がすべて病気ではないように、脳の老化で人の名前が思い出せない状態だけで病気とはいえません。とはいっても、脳が老化して病気と診断されるのはどのような状態であるかの境界を示すのは難しく、特定の病院や診療所では「物忘れ外来」などを設置して、時間をかけて診察して病気と診断しています。

脳の老化と認知症との間には2種類の病前状態があります。一つは軽度認知障害で、これは記憶障害のみが目立っていて、最近非常に物忘れが激しくなったと本人が自覚している状態です。見方を変えれば、本人が自覚できるほど知的機能は保たれ、入浴・食事などの日常生活には問題がない状態で、この状態では認知症と診断はできませんが、三年後には約11%の人が認知症と診断されるようになります。

もう一つ、認知症の病前状態としては年齢関連認知低下があります。これは軽度認知障害の人よりも多くの障害を持っており、周囲の人々も気づくほどです。年齢関連認知低下の人では最近言葉が出てこない、ものの見方がおかしいと家族の人にいわれ、物覚えが悪くなった、集中力を欠くようになった、考えがうまくまとまらない、適切な言葉が出てこない、物の構成が下手になったなどの症状が見られます。

これらの症状が半年〜一年間で進行している場合に年齢関連認知低下と診断されますが、社会生活・日常生活に支障がありませんので認知症とは診断されません。年齢関連認知低下

図表9　脳の健康度チェックリスト

脳の健康度テスト				
No.	チェック項目	YES	どちらともいえない	NO
①	毎日1回以上、置き忘れがある			
②	毎日1回以上、度忘れがある			
③	今日が「何月何日」なのか分からない			
④	朝食の内容を思い出せないことがある			
⑤	漢字が書けないことがよくある			
⑥	計算の間違いが多い。または、勘定をよく間違える			
⑦	物の名前が出てこない			
⑧	知り合いの人の名前が思い出せない			
⑨	以前と比べて新聞やテレビを見なくなった			
⑩	よく知っている道で迷ったことがある			
⑪	毎日1回以上、しまい忘れがある			
⑫	元気なのに動けない、または、仕事をやる気がしない			
⑬	この1カ月、一度も電話をかけていない			
⑭	野菜の名前を10個以上言えない			
⑮	いつも、孤独感やさびしい気分がする			
⑯	会合や社会奉仕活動にまったく参加しない			
⑰	この1年間、旅行をまったくしていない			
⑱	話していることばがよく聞こえない			
⑲	火の不始末がある			
⑳	現在の総理大臣の名前を知らない			

（群馬県こころの健康センターの「もの忘れ検診」で使われている自己チェックシート。5項目以上当てはまる場合は「検査を受けることを勧めます」としている。）

の人の約30%は三年後に認知症と診断されるといった報告がありますが、逆の見方をすれば約70%の年齢関連認知低下の人は認知症にならず、普通の社会生活を送れますので、この診断を受けてもあまり深刻にならず楽しいセカンドライフを送ってください。

以上のようにして脳、知能の老化は進んでいき、時には認知症と診断されるようになりますが、認知症の病前状態を手軽にチェックする方法があれば役立ちます。〔図表9〕は群馬県で用いている脳の健康度チェックリストです。20項目のうち5項目以上当てはまれば専門の医師への診察を勧めています。20項目には物の名前や人の名前が出てこない、漢字が書けないといったありふれた項目もありますが、それらは少なく、毎日何かを忘れる、生活の活動度が低下したなど、普通の人には一般的に見られない項目が多くを占めています。

20項目の脳の健康度チェックの多くは通常の脳の老化を逸脱した質問内容になっており、これらの項目のいくつかに該当した場合には脳の中に何らかの変化が生じているものと考えられます。健常な高齢者の脳に比べて認知症の脳では①海馬という脳の底面や前頭葉という脳の前の部分を中心にして脳全体がやせ衰えています。また、②脳の血管が詰まったり破れたりして脳の一部が大きく壊れたり、多くの部位で小さく壊れたりして脳全体がやせ衰えていることも分かりました。一方では、健常そうに見えている脳でも顕微鏡で細かく観察しますと③脳の中に斑点のような色素があちらこちらに見られる認知症の脳もあります。

図表10　脳の老化に伴いアルツハイマー病が生じるメカニズム

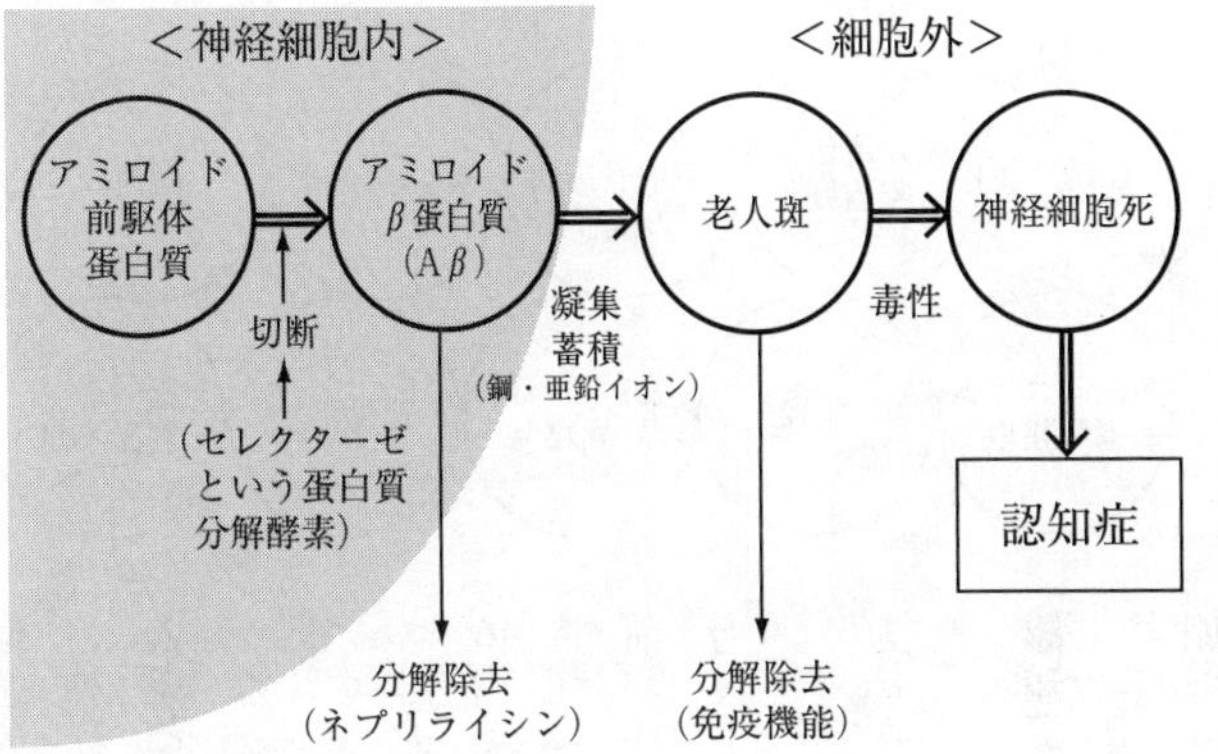

（白沢卓二、老研痴呆プロジェクト情報No.24. 2002年より）

認知症になった人の脳では以上のような三つの変化のどれかが見られますが、アルツハイマー型の認知症に多いのは三番目の脳の中の斑点で、斑点により記憶や認知、運動に関係する神経細胞に変化をきたしています。斑点は様々な溶けにくい蛋白質がこびりついて生じますが、その一つにアミロイドβ蛋白質があります。これは〔図表10〕に示すように神経細胞内で作られるアミロイド前駆体蛋白質がセレクターゼという蛋白質分解酵素により切断されてアミロイドβ蛋白質に変化することから始まります。アミロイドβ蛋白質は細胞外に分泌されますが、それは銅や亜鉛イオンの助けでお互いにべたべたとくっつき繊維状の塊を作ります。塊は老人斑といわれ、斑点が周りの神経細胞にダメージを与えて死滅させ、細胞内に蓄えられていた記

図表11　認知症を生じさせる危険因子

加齢
発症遺伝子（家族歴）
頭部外傷・脳血管障害の既往
低い教育歴
喫煙
アルミニウム過剰摂取
偏食
長すぎる昼寝
運動不足
脳への刺激不足

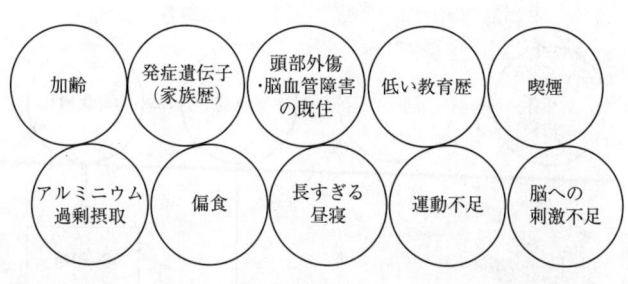

憶を失わせることが認知症の原因となっています。

神経細胞内で形成されたアミロイドβ蛋白質のすべてが老人斑として脳内に蓄積するのではなく、多くはネプリライシンなどの蛋白質分解酵素により分解されて除去されますので、誰しもが認知症になるわけではありません。

また、アミロイドβ蛋白質は銅や亜鉛イオンで塊が大きくなりますので、これらのイオンを除去する薬を投与すると老人斑は形成されにくくなり、認知症が防げます。アミロイド前駆体蛋白質を分解するセレクターゼの働きを抑える薬を投与する、アミロイドβ蛋白質に対するワクチンを投与してアミロイドβ蛋白質を除いてしまう、など認知症予防・治療の方法が考えられていますので将来は明るいです。

認知症は老化？　遺伝する病気？

〔図表11〕に示した認知症の危険性を高める項目のうち、加齢は認知症を確実に増やす危険因子となります。また、頭部外傷や脳血管障害も認知症を生じさせますが、この場合は血管性認知症などと別枠の認知症として診断・治療されます。低い教育歴や若い頃からの知的発達の遅れ気味の人は認知症になりやすいことが知られています。喫煙やアルミニウムの過剰摂取は、認知症を発症させやすいといった意見と、必ずしもそれらと認知症とは関連がないといった見解があり、意見が一致していません。偏食、長すぎる昼寝、運動不足、脳への刺激不足などは、認知症の人と健常な人とのライフスタイルを比較した結果出された認知症危険因子ですが、これらに該当したからといってただちに認知症になるとは限りません。

遺伝的背景については、認知症が家族性に多発することがあり、また兄弟姉妹で発症することもある、家族には認知症の人がいないのにある高齢者に突然発症する孤発生の認知症もあるなど複雑ですが、家族性に認知症を発生する家系の人たちと一般の人たちとの遺伝子の違いが比較され、家族性認知症の遺伝子として三つが認められました。しかし、家族性の認知症を発症させやすい遺伝子を有している場合、若くして発病する稀な家族性認知症とは関係がありますが、高齢期に発症する家族性認知症とは関係が認められませんでした。高齢期に発症する認知症では環境因子が強く関与すると考えられますが、環境因子が関与して認知症になる人、ならない人の間で何か遺伝子の違いがないかについて研究がなされました。

その結果、アポリポ蛋白Eに関係する遺伝子の一部に変化が見られる場合は認知症が発生しやすいことが分かりました。アポリポ蛋白Eは299個のアミノ酸からなる分子量約3万5000の蛋白質で、主として肝臓において作られ、コレステロールなどの脂肪を運んだり、変化させています。肝臓以外に脳の神経細胞近くで神経細胞の助手役をしている細胞もアポリポ蛋白Eを作り、神経細胞を働かせたり壊れた場合の修理に役立っています。認知症の脳に見られる老人斑や細い神経線維の変化した部位に生じる異常沈着物にアポリポ蛋白Eが存在していますので、認知症とアポリポ蛋白Eとは強く関係しています。また、そのアポリポ蛋白Eに関わっている遺伝子の一部が変化している人に認知症のあるタイプが多いことから、危険因子の一つとしてアポリポ蛋白Eに関連する遺伝子が認められたのです。

遺伝性の病気の中には親から子どもへ確実に、またはほぼ確実に遺伝する病気と糖尿病、高血圧、肥満のように遺伝する傾向が見られても必ず発病するわけではなく、生活習慣の改善などの自助努力で発病が抑えられるといった病気があることは既に述べました。ほとんどの認知症は「遺伝する傾向があるだけ」の病気の範疇に入り、〔図表11〕に示した危険因子を少しでも減らす努力をすることで克服できます。

そして歳を取る、頭部外傷・脳血管障害を生じた、教育歴が低い、などの危険因子は今さら対応できないとしても、喫煙は止め、アルミニウムの多量摂取を止める、そのためには地域の水、食器・調理器具・缶、薬などに気をつけることで認知症は防げるかもしれません。

ただ、危険因子として確定しているわけではないアルミニウムの完全排除といった不自由な生活を強制するものではありません。

偏食、長すぎる昼寝、運動不足、脳への刺激不足といった日常生活での認知症の危険因子のうち、長すぎる昼寝については奇異に感じられるかもしれません。これについては昼寝習慣のない人に比べて30分以内の昼寝をする人は認知症になる人が五分の一に減りますが、60分以上昼寝をする人は2・6倍も認知症になりやすいことを、二〇〇〇年に「スリープ」という医学雑誌に筑波大学の朝田隆先生が報告しておられます。

つぎに偏食についてはよく研究されており、認知症の人では若い頃より魚や緑色野菜の摂り方が少ない、ビタミンEやビタミンC、β1カロチンの摂り方が少ない、などが分かっています。一九九三年から二〇〇〇年にかけてシカゴで行なわれた魚を食べる回数と認知症になりやすさとの研究では、〔図表12〕に示すように一週間に一〜二回魚を食べている人に比べて一カ月に一〜三回しか魚を食べていない人では1・5倍、まったく魚を食べない人では2・5倍も認知症（アルツハイマー病）になりやすいことが分かりました。

魚の肉には不飽和脂肪酸であるエイコサペンタエン酸やドコサヘキサエン酸が多く含まれています。これら不飽和脂肪酸は脳の中の細い血管の流れをよくしたり、脳神経細胞の膜を保護したり、またアミロイドβ蛋白質が凝集して老人斑を作るのを止めて認知症を予防する

図表12　魚を食べる回数と認知症（アルツハイマー病）のなりやすさ

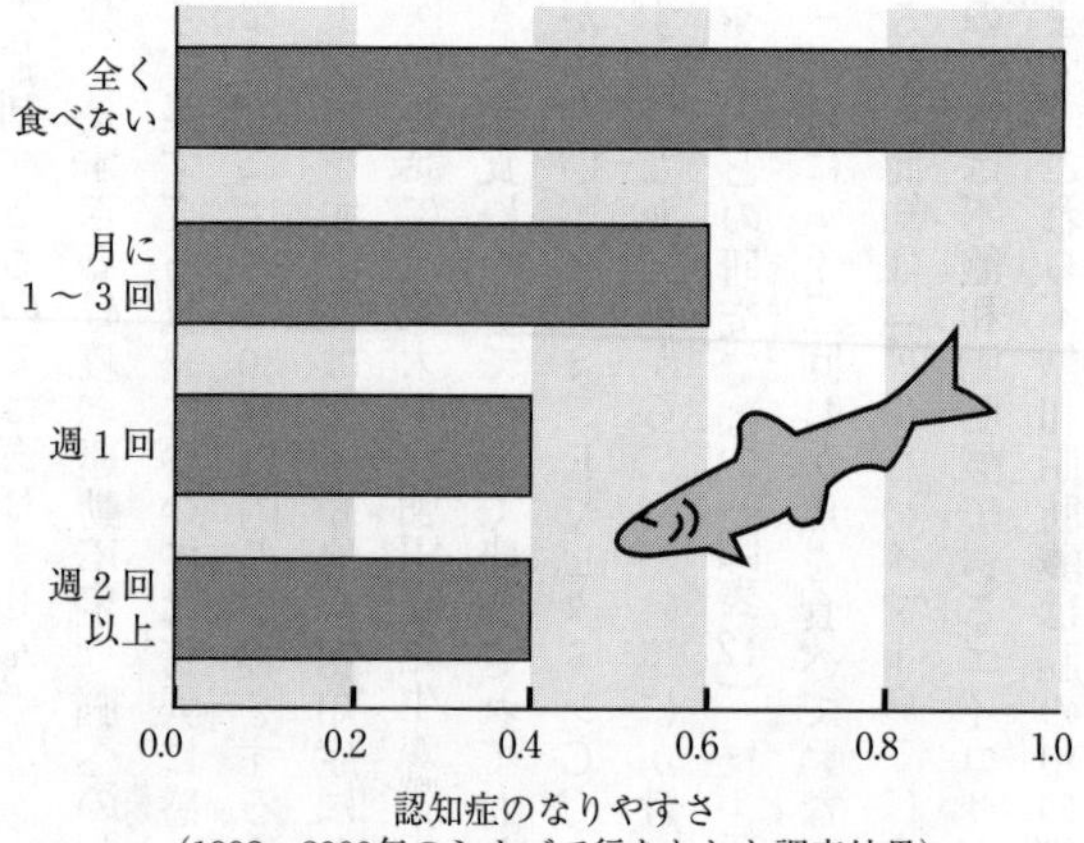

（1993～2000年のシカゴで行なわれた調査結果）

ことが分かっています。ビタミンE、ビタミンC、β1カロチンには抗酸化作用があり、これらを多く摂りますと脳を傷つける活性酸素を減らし若々しい脳に保つことができます。

認知症は高齢者に多いといっても老化によって生じる病気ではなく、少しは遺伝によって生じるものの、日常生活で予防できる可能性のある病気といえます。

視覚、聴覚、味覚、嗅覚などの感覚器官の老化

私たちが周囲の状況を把握して、環境に適応した生活を送るためには、見る、聞くといった感覚器官の働きが重要となります。他に味をみる、匂いを感じる、暑さ寒さを感じる、といった感覚も大切で、特に高齢者で食が細くなり、低栄養状態になりがちなのは、運動不足だけでなく味覚・嗅覚の低下も関わっていることが多く、また高齢者が床ずれを作ったり低温火傷《やけど》になりやすいのは、皮膚の感覚が低下しているのも原因の一つとなっています。

ところが、老化に伴う味覚・嗅覚・知覚の低下は、視覚・聴覚の低下ほど日常生活に著しいダメージを与えませんので、それらの実態や弊害については詳しく研究されていません。例えば、味覚の低下については亜鉛不足が関係していることが多く、亜鉛を多く含む食事や亜鉛を含んだ薬の内服によって味覚を回復させる指導・治療がなされることもありますが、眼鏡や補聴器のような味覚の代償装置は考えられていません。これは老化に伴った味覚の低下の程度、低下への亜鉛の関与度、改善の必要度など詳しく分かっていないためです。

老化に伴う視覚の低下は楽しい人生を大きく阻む原因となります。視覚、物を見たときにそれを把握するプロセス・構造と高齢者に生じやすい視力低下の原因とを〔図表13〕に示しました。目の前面を覆っている角膜は硝子のように透明な膜で光をよく通す役目をしていますが、高齢になると角膜の辺縁に脂肪が沈着して白く輪状に混濁することがあります。これは視力低下への影響がほとんどありません。

しかし、角膜よりもさらに奥のレンズのような形をしている水晶体が老化によって混濁する白内障は高齢者の視力低下の大きな原因となります。高齢になってきますと水晶体内に含

図表13　視覚、物を見たときに光を感じとるプロセス・構造と高齢者に生じやすい視力低下の原因

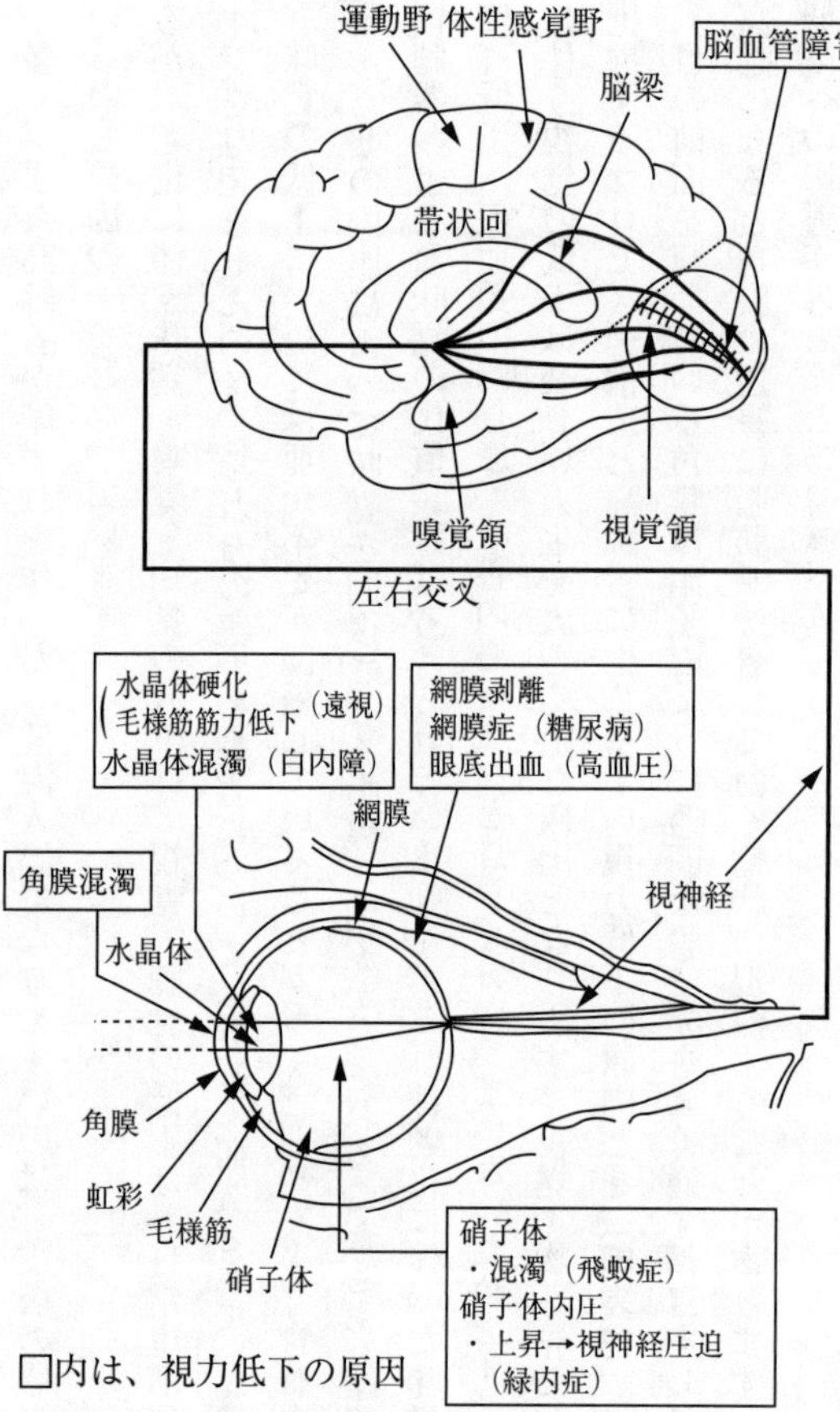

□内は、視力低下の原因

資料　林恭史「高齢者と疾患」『介護福祉』25号、社会福祉振興・試験センター、33頁、1997.

まれているトリプトファンが変化して黄色くなり光の透過を妨げる、糖尿病では水晶体内にソルビトールという物質とともに水分が増加して水晶体線維の崩壊により混濁する、など白内障の原因は様々です。眼科に通っている高齢患者さんの約三分の一は白内障であり、国内で白内障の手術は一年間に一八万件も行なわれ、その数は年々増えているというほど白内障は高齢者を悩ませています。

眼球の中には硝子体という寒天のような物質が一杯詰まっていて丸みを保っていますが、六〇歳を過ぎますと三分の二以上の人の硝子体の一部は溶けて軟らかくなり、視野の中に糸屑か蚊が飛んでいるような飛蚊症となります。緑内障や網膜剥離なども視覚を奪います。

聴覚は四〇歳を過ぎると少しずつ低下します。私たちは日常の会話で５００～２０００の周波数で30～40デシベルという強さの音で話していますが、八〇歳の高齢者は周波数が２０００以上の女性の声や電話の高音を30～40デシベルの強さで話されても聞き取れなくなってしまうことを〔図表14〕が示しています。会話は聞き取れないのに低い声で悪口を言われたときだけはよく聞こえるといった現象も理解できます。聞き取り能力に関しては男女差が見られ、２０００の周波数の音では男女差が少ないのですが、４０００の周波数の高音では七〇歳の女性は平均37デシベルの音で聞き取れるのですが、同年齢の男性は平均55デシベルと相当大きな声を出してくれないと聞いてくれなくなります。

図表14　各周波数音とその最小可聴閾値の年齢による違い

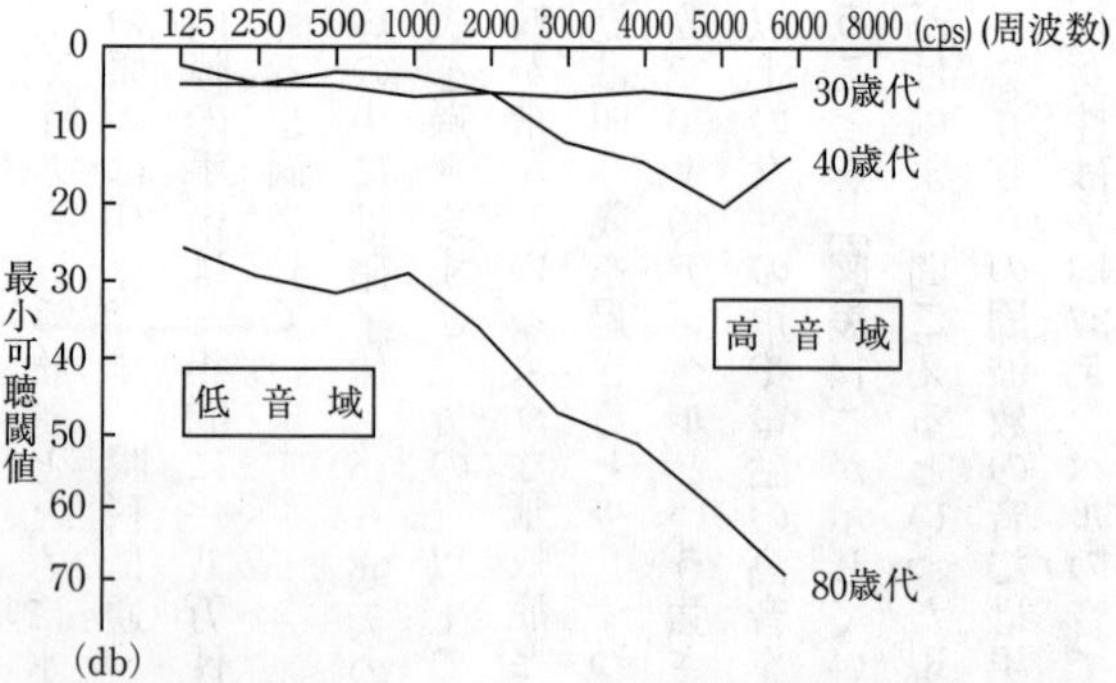

40歳代から高音域が聞こえにくくなり始め、80歳代になるとその傾向がさらに顕著となる。

資料　林泰史「高齢者と疾患」『介護福祉』25号、社会福祉振興・試験センター、35頁、1997.

老化に伴う聴覚の変化について、単純な音の聞き分けは〔図表14〕に示した通りですが、それ以上に理解力が悪くなるのは言語弁別能力が低下するためです。これは、私たちが外国語を聞いたときに早口で喋られると理解できないが、ゆっくりと喋ってもらうと言葉の一つ一つが十分に理解できるのと似ています。音は聞こえているのに一語一語が聞き取れないといった言語弁別能力の低下が見られた場合には、丁寧に話すようにお願いすることが、人とのコミュニケーションを保つ上で大切です。

味覚は舌や軟口蓋《なんこうがい》の味蕾《みらい》で感じ取り、その情報を脳に伝えて感じ取りますが、味覚低下の原因は亜鉛の欠乏以外に、薬の影響、唾液分泌障害など口の中の病気、糖尿病など全身の病気、心理的問題、など様々で、年齢が高くなるほど味を感じにくくなりますので、老化によっても生じていることは間違いがありません。味覚低下の原因が分かれば、原因となる病気の治療をしますが、一般的には原因が特定できずに食事とともに硫酸亜鉛100㎎を一日に三回飲むといった治療がなされます。早く治療を開始すれば高齢者の味覚異常でも若い人のそれと変わらず治ります。

したがって、何か味を感じにくいといった場合は早く医療機関で診察を受け治療を開始していただくことが、栄養不足を防いで楽しい人生を送るコツとなります。

嗅覚については一〇歳の人に比べて七〇歳の人では1・3〜1・5倍も強い臭いでないと分からないといったように、七〇歳を過ぎた高齢者では嗅覚低下を示しますが、現在のところ副腎皮質ホルモンを鼻から吸引してみるといった治療法ぐらいしか見当たりません。

咀嚼能力と脳の働きとの関係

よく噛んで食事をすることは十分な栄養を摂るのに役立つだけでなく、全身の活動性や脳の働きを増すことが分かってきました。よく歩いて足の裏を刺激する、絵を描いたり手作業をするなどでは、脳への血液の流れがよくなって脳の老化を予防できますが、手足よりも脳に近い口を動かすと脳にはよりよい影響が現われます。手や指の細かな働きが発達している人間の脳では手指を支配している脳神経細胞の数が多いために、手指を働かそうとしますと多くの神経細胞を働かそうと脳の血液の流れは多くなります。

同じことは口や唇についてもいえ、繊細な感覚を持っていて、複雑な働きをする口や唇、舌を支配する脳神経細胞の数は手指のそれ以上に多いため、咀嚼や会話で口を動かすことは脳細胞を刺激し、脳血流を増やす近道となります。一般の人では指で蕎麦《そば》を潰してみても麺のもっている腰の強さは区別できませんが、歯で噛んでみると蕎麦の腰が強いか弱いかを区別できるほど、歯の繊細な感覚は優れています。また、汁物を食べたときに鰹だし、昆布だしのいずれが利《き》いているかが分かるほど、多様な神経細胞が口の感覚に関わっています。これらは口といった狭い部位を支配している脳神経の数が手足以上に多いことによります。

このことから繰り返して咀嚼することは脳の神経細胞の活性化にとって大切ですが、最近の食事は軟らかくなって何回も噛まなくても喉に入るようになっているのが気になります。元神奈川歯科大学の斉藤滋教授は弥生時代から現代までの食事を復元して、復元食を食べるのに何回咀嚼しなければならないか、どのくらいの時間がかかるかを調べ、〔図表15〕のような結果を発表しておられます。現代人の食事では一食当たりの咀嚼回数が六二〇回と少なく、弥生人の復元食の咀嚼回数三九九〇回の六分の一、戦前の人の復元食の咀嚼回数一四二〇回の二分の一しか噛まなくても飲みこめる軟らかな食事となったのです。

図表15　復元食からみた咀嚼回数並びに食事時間

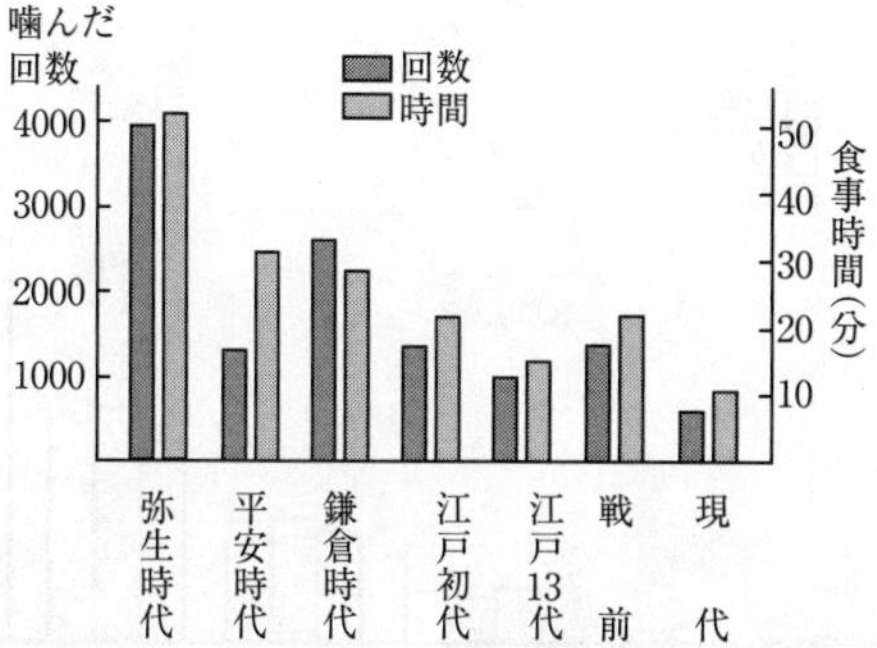

（斉藤滋教授による、月刊みすみ242号－2P、2002年を一部改編）

斉藤先生はネズミの脳をＭＲＩで撮影して、食事を開始する前と食後１時間経った状態の脳とを比較しています。その結果、咀嚼することでネズミの脳が活性化すること、また人の脳についても咀嚼で神経細胞の働きが活発になることを見出しておられます。私が以前に勤めていた老人専門病院の歯科の先生方は考える能力と噛む力の関係について調べておられましたが、咀嚼力のある人は考える能力が高いと報告しておられます。脳の老化を防ぐためには繰り返して噛むことが大切といえます。

繰り返して噛もうとしても歯がなければ噛めません。そのためには高齢になっても歯が残っていることは大切で、歯医者さんたちは八〇歳になっても二〇本の歯を残しておこうとハチマルニーマル〔８０２０〕運動を展開しておられ、最近になるほど歯の数の多い高齢者が増えているといわれています。〔図表16〕は

図表16　性・年齢別の喪失した歯の数（永久歯）

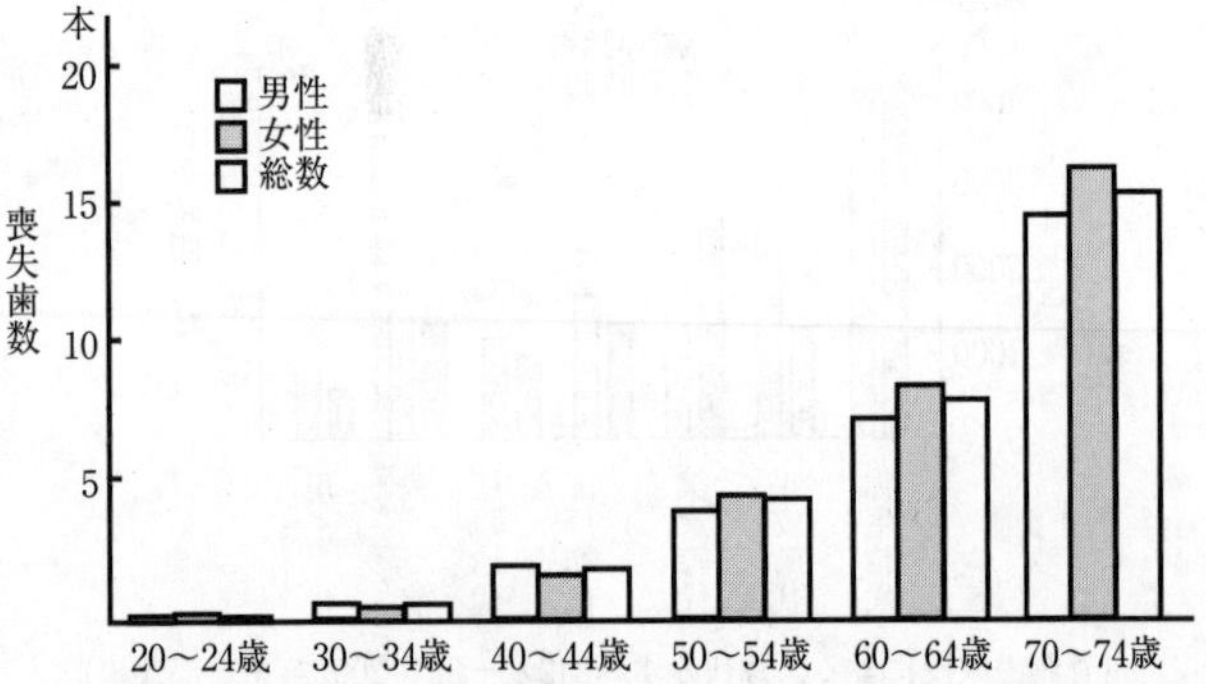

厚生労働省「平成11年歯科疾患実態調査」による

年代別の失った歯の数を示していますが、五〇歳以後になると失う歯の数が急に増え、七〇歳代前半では平均一五本も歯を失っています。一般的に永久歯の数は三二本ですので、七〇歳代前半で平均15本も歯を失いますとすでにハチマルニーマルに達しないことになります。したがって、六〇歳代前半で失った歯の数以上を減らさないことが大切です。

歯の喪失は若い人では齲歯《うし》（虫歯）が最も多い原因となりますが、五〇歳代以上の中年・高齢者では歯周病が最大の原因となります。虫歯も歯周病も多少は体質が関係して生じますが、いずれも生活習慣病の要素が強い病気です。したがって、毎日のこまめな歯のケア、特に何か重い病気にかかったときにも毎日の歯のケアを怠らないようにしたいところです。

十分に歯のケアがなされていますと咀嚼力が増すだけでなく、夜間就眠時に唾液が肺の中に流れ込むといった高齢者の不顕性誤嚥が生じても肺炎を発症しにくくなります。また、咀嚼力が増しますとたくさんの唾液が分泌され、食べた物の消化吸収がよくなり体力向上に寄与します。

噛める人と噛めない人の体力を調べた研究では、男性で噛める人は片足で立っていられる時間が18秒間もあるのに、噛めない人では9秒間しか立っていられないことが分かっています。女性では一般的に立っていられる時間が男性の約三分の二と短くなってしまいますが、一般的に体力の弱い女性についても噛める人と噛めない人との差は男性の差と似た傾向を示しています。握力についても噛める人は強く、噛めない人では弱いことが分かっています。

噛める人、噛めない人との間で個々の体力に差が見られますが、これら体力の総合能力にも噛めることが影響します。また、うつ状態や認知力にも噛める、噛めないが影響しますので、咀嚼力を高めることは老化に伴う脳の働きの低下を防ぐことにも繋がります。いつまでも楽しい人生を送るために、命に関わる病気の予防に加えて、歯のケアのような身近でできる習慣にも心がけてください。

老化を遅らせる因子・早める因子

今、国内ではアンチエイジングという言葉が流行っています。アンチエイジングは日本語で抗老化となりますが、老化は普遍性・内在性・進行性・有害性といった四つの基本原則を持っていますので、努力をしても老化には抵抗することができません。しかし昨今では、化粧品から健康食品、食事、診療所まで広くアンチエイジングを目指しており、それらは多くの国民の不老長寿への期待を集めています。アンチエイジング学会は会員数が多く、今後の学術的成果が待たれます。

とはいっても、私が三〇余年間にわたり老人医療・老人研究に関わってきた経験からは、私たちにできるのはアンチエイジング（抗老化）というより、スローエイジング（老化を遅らせる）であろうと考えています。しかし、レオナルド・ダ・ヴィンチが飛べなかった空を今では自由に飛べるようになりましたので、老化に逆らうといった気持ちをいつまでも保ち続けることは大切であると考えます。

現時点において老化を遅らせる生き方としては老化に伴う様々な病気を予防することと、〔図表17〕に示すように自分は健康であると信じるといった二点が有効と考えます。東京都老人総合研究所では人々が高齢になってよい人生を過ごしてきた、成功した人生だったと実感するサクセスフルエイジングの条件を一五年前から研究しています。このための研究をし

図表17　自分が健康と思っているかどうかとその後の死亡の危険度

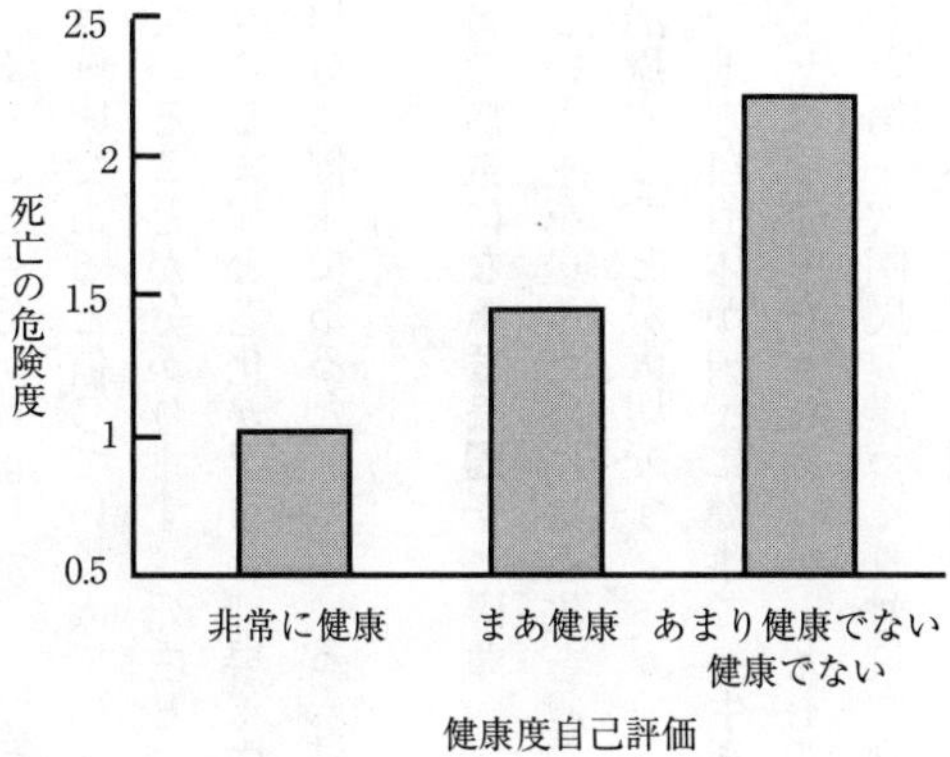

他の要素をすべて取り除いています。
（東京都老人総合研究所：サクセスフルエイジングをめざして、2000年より）

ようと今生きておられる六〇・七〇・八〇歳代の人の生活様式を比較しても、すでに亡くなられた何人かの人の生活様式を反映していませんので目的は達成できません。

そこで、東京都老人総合研究所では全国のいろいろな地域の中高年者約3000人について、毎年生活様式を調べ、検査をし、アンケートを取るなどをして一五年間以上の経過を見るといった縦断研究をしています。この研究では不幸にして早く亡くなられた人について、以前の生活様式が、その後の寿命にどのように影響したかが分かります。その結果、血圧や血液中のコレステロール値は、高くもなく低くもない人が長生きできるといった、今までの病気予防の常識を確認することができました。

生活習慣病予防とともに大切なのは自分が健康であると確信することで、それが長生きのコツであることも分かりました。〔図表17〕は高齢になるとともに高くなる死亡の危険度が、自分は健康であると信じている人ではあまり健康でないと思っている人に比べて半分以下になっていることが分かります。死亡といってもいろいろな原因に基づきますが、多くの高齢者をならしますと老化が早まれば早く亡くなり、老化が遅れれば死亡年齢は高くなりますので、自分は健康であると信じている人は老化を遅らせたことになります。

高齢者の病気になる危険因子と寿命

楽しい人生を送るためには老化を遅らせるとともに、高齢者に多い病気を予防し、軽いうちに治療することが大切です。

国や地方自治体が国民に健康で長生きをしていただくために様々な対策を実施してきましたが、それらの中心となるのが一九七八年から始まった健康づくり対策です。一九七八年に施行した第1次国民健康づくり対策では病気を軽いうちに発見して早く治してしまうといった、病気の早期発見・早期治療を推奨しました。その施策は一九八三年から全国展開された老人健診で実現しましたが、その後も高齢者の医療費は増加の一途をたどり、寝たきり高齢者数は目立って減らず、人生八〇年時代を生き生きと過ごせるかが危惧されました。

図表18　100歳まで長生きをするコツ

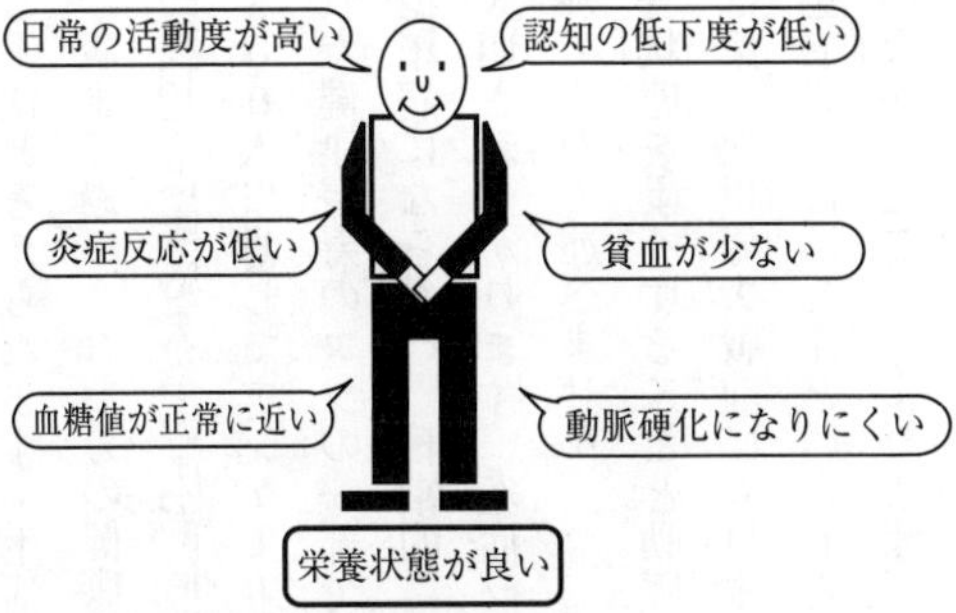

（広瀬信義ほか、百寿者から教えられること　より）

そこで、一〇年後の一九八八年の国の第2次国民健康づくり対策では国民を病気から遠ざかった健康体にしようと健康増進を通しての病気予防を推進し、これにより生き生きとした八〇歳代を送れる高齢者を増やそうとしました。このような連続した施策の展開により日本においては健康で長生きしている健康長寿高齢者の割合が増え、その割合は世界一となり、現在では高齢者のうち80％以上は元気高齢者で占められています。

このように成果は上がっていますが、相変わらず全人口の20％弱しか占めていない高齢者の医療費が全医療費の半分を占めるといったことからも、高齢期に多い病気は防いでいかなければなりません。

そこで、国は健康づくりを国家が鳴り物入りで鼓舞するのではなく、自分たちや住んでいる自治体の目線で行なうようにと、二〇〇〇年から健康日本21施策を推奨しています。自分の責任で何をすれば楽しい人生になるかを考えた場合、まず生活習慣病の原因を断ち切ること、そして長生きをしている人の健康情報を参考にすることの二つが有効な手法と考えられます。生活習慣病対策については別の章で述べることとし、ここでは一〇〇歳まで過ごされた方の健康情報を参考にしてみます。

〔図表18〕は慶応大学の広瀬信義先生らが東京都内に住んでおられる一〇〇歳以上の高齢者約500人に対してアンケート調査を、そして280人に対して訪問調査をした結果から得られた健康長寿のコツの一部です。図表から栄養状態をよくして貧血に陥らない、動脈硬化や糖尿病にならない、日常的によく活動する、といったことにより知的機能を高く保つことの大切さが分かります。炎症反応の低い・高いは高齢者の体質によるため、自分の努力の範囲外ですので述べません。

栄養状態をよくすることと動脈硬化や糖尿病にならないことの両者は実行可能です。というのは第二次世界大戦前にも日本国内に栄養状態のよい人がたくさんいましたが、糖尿病や痛風患者さんはほとんどいませんでした。それは国民の多くが糖尿病を生じるほどの飽食をしていなかったことによります。昔から糖尿病は存在していました。飽食と運動不足の生活を送っていた藤原道長は糖尿病らしい症状で悩んでおり、江戸時代の医学書にも尿に蟻が集まる病気として糖尿病が紹介されているほどです。このことから、高齢期の大きな病気、糖

図表19　ラットに対して食べ放題にした場合と腹六分目にした場合との老化促進・遅延効果を生存率で判定

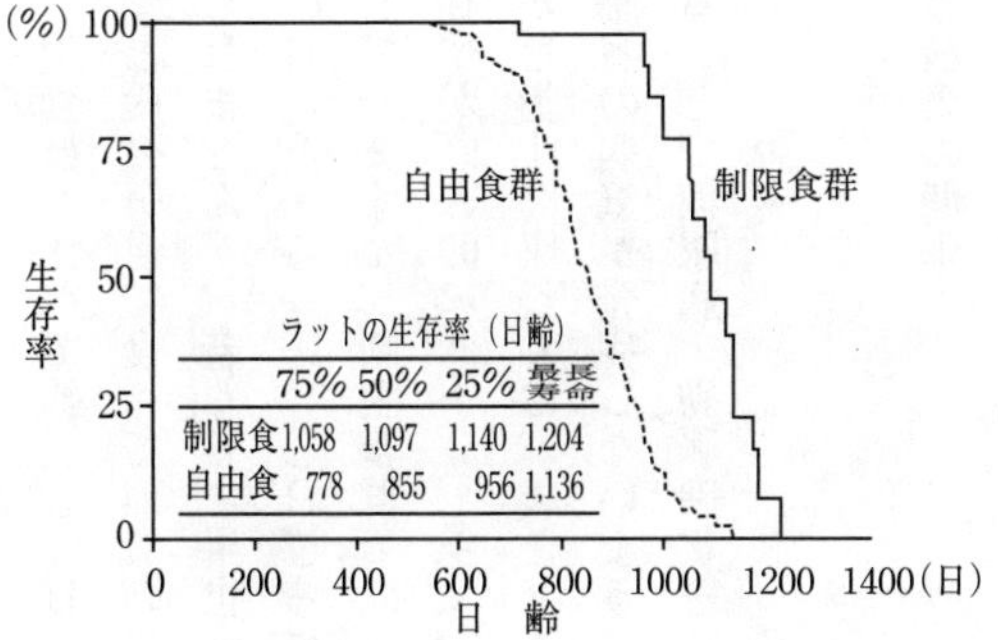

ラットの生存率（日齢）	75%	50%	25%	最長寿命
制限食	1,058	1,097	1,140	1,204
自由食	778	855	956	1,136

（朱宮正剛、Health Digest 13（3） 1998年　P3より）

尿病と動脈硬化を防ぐためには腹六分目でバランスのよい食品の配分と内容が望まれます。

〔図表19〕は東京都老人総合研究所で行なった実験で、ネズミを飼う際に自由に餌を食べさせた場合と隔日に餌を与えて自由食に比べて55～60％にカロリーを制限した場合との生存率を比較したものです。

〔図表19〕の中の表に記述していますように自由食群で最も長生きをしたラットは一一三六日の寿命を保ち、制限食群のラットの最長寿命一二〇四日に比べて六八日しか違いがありません。しかし、自由食群では生後九五六日目に25％が生存していたのに対して、制限食群では25％のラットが一一四〇日目まで生きており、自由食群に比べて一八四日も長く生存していました。

50%生存できたラットの自由食群と制限食群との差は二四二日、75%が生存できたラットでは差が二八〇日と大きくなっています。すなわち、25%のラットが死亡する時期は、自由食群では制限食群に比べて約三〇〇日も早くやってくるのです。このことから、食べ放題をしていますと腹六分目で食べているのに比べて、長生きができる一部の例では寿命に著しい違いは見られませんが、若くして早世する割合が大きく違うことになります。自由食群では生後六〇〇日ごろから一一〇〇日ごろに向けて五〇〇日間にわたって生存率が斜めの線になって低下していますが、制限食群では一〇〇〇日ごろから一二〇〇日ごろに向けての二〇〇日間で生存率が直線的に低下し、多くのラットが長命を享受していることが分かります。

私たちが目指す健康長寿は、歳とともに進む老化をできるだけ遅らせることと歳とともに増える高齢者の病気が発症しないようにすることですが、日常活動を活発にし、腹六分目の食事をすることで糖尿病・動脈硬化を防ぎ、いつまでも若々しい血管で長寿を楽しめることになります。

老化と活性酸素の関係

私たちが毎日体に取り入れている酸素が、他の物質と容易に結合して変化させてしまう酸素の仲間に変わったものを活性酸素といいます。活性酸素は蛋白質や脂肪だけでなく体の基本設計図である遺伝子にまで反応し、それを変化させ傷つけて様々な病気を引き起こしたりして老化を早めます。

私たちは約20％の酸素を含んでいる空気を吸い、その中の酸素を体内に取り込み、血液に含ませて全身の組織を働かせて生きています。

酸素は皮膚や目に触れただけでは痒くなったり傷んだりするような急な反応を生じませんが、鉄を錆びさせるなどゆっくりと反応します。通常の酸素はこの点が塩素とは異なります。塩素を含んだ漂白剤や浴槽洗剤などは目や鼻に強い刺激を与え、触れると皮膚を荒らしてしまいます。

活性酸素は塩素のように反応しやすくなった酸素で、体内で容易に蛋白質や脂肪と結合して変化させるために、これらの蛋白質や脂肪の働きを利用していた組織の働きを狂わせてしまいます。したがって、活性酸素が増えますと体調が思わしくなくなり、ついには病気になったりして老け込んでしまいます。

また、活性酸素は一人の体にある約六〇兆個の細胞内の核に含まれている遺伝子を形成しているDNAという物質に傷をつけてしまうこともあります。傷がついて変化した遺伝子を持った細胞はがん細胞に変化したり、変な蛋白質を形成しますので、変な蛋白質の蓄積による病気が生じたり、老化が早まったりします。

このように体にとってよくない作用をする活性酸素ですが、ある種の白血球は上手に活性酸素を細胞内に蓄えておいて、外から悪い細菌が進入してきたときに活性酸素を振りかけて滅ぼしてしまうといった離れ業をもしています。とはいっても一般的に活性酸素は体にとって邪魔者です。そこで、体内には活性酸素を無毒化する物質や酵素が作られており、増えた活性酸素を少なくしようとしています。動物が呼吸をして生きていく過程で活性酸素は一定量できてしまうため、これを無毒化する酵素が多いと老化が遅れるのではないかと考えられ、動物の寿命と活性酸素無毒化酵素の活動量との関係が調べられました。その結果、肝臓内での活性酸素無毒化酵素の強さと最長寿命とは〔図表20〕に示すように比例していました。

結局、人が酸素を吸って生きていく限り活性酸素は使用済み核燃料のように副産物として発生しますので、その発生量を増やさない、酵素や栄養素・薬で無毒化する、といった方策を考えることが活性酸素による老化を遅らせる鍵となります。

活性酸素の増加・減少のバランスの関係は〔図表21〕のようになり、左に示しますように活性酸素に打ち勝つ抗酸化力よりも活性酸素の発生量が勝りますと、体内で活性酸素が様々な傷害を発生させる酸化ストレスの状態になります。酸化ストレス状態では動脈硬化や糖尿病、腎炎、白内障、脂肪肝などの病気になったり、老化を早めたりがんを発生させたりします。一方、体内で発生する活性酸素の量よりも抗酸化力が勝っている場合には、体内の細胞

図表20　哺乳動物の最長寿命と活性酸素無毒化酵素(SOD)活性との関係

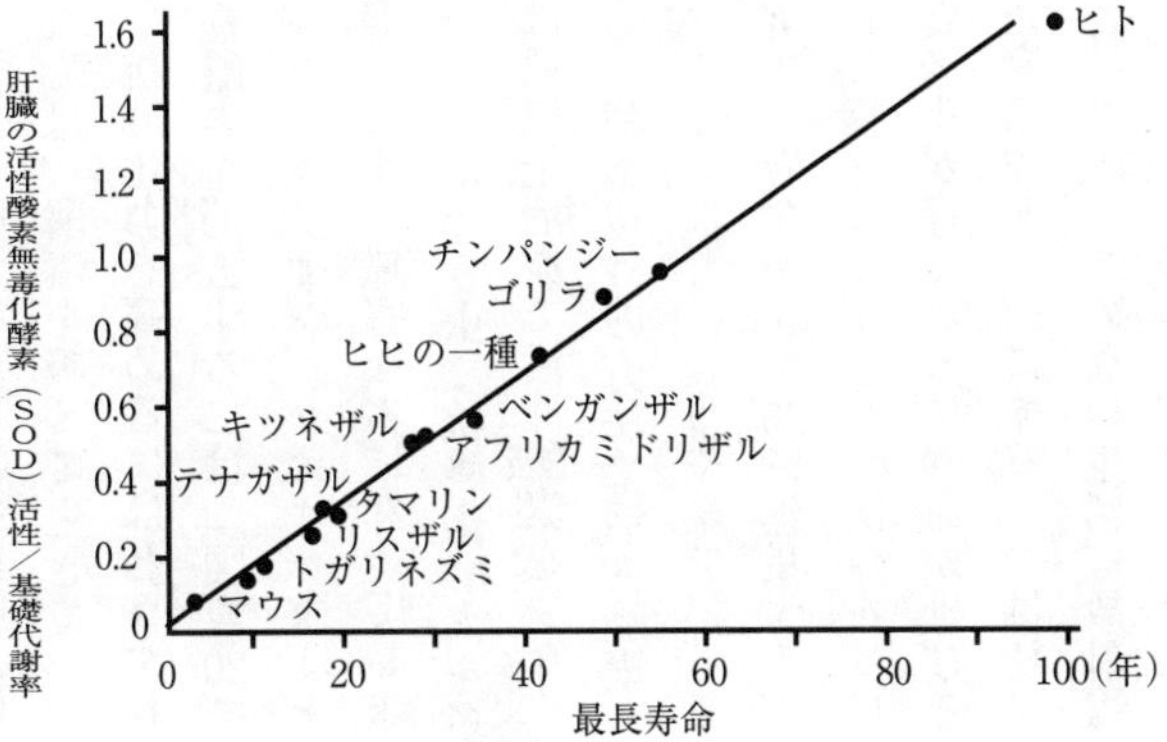

(1984年カトラーによる)

図表21　活性酸素の発生と抗酸化力とのバランス

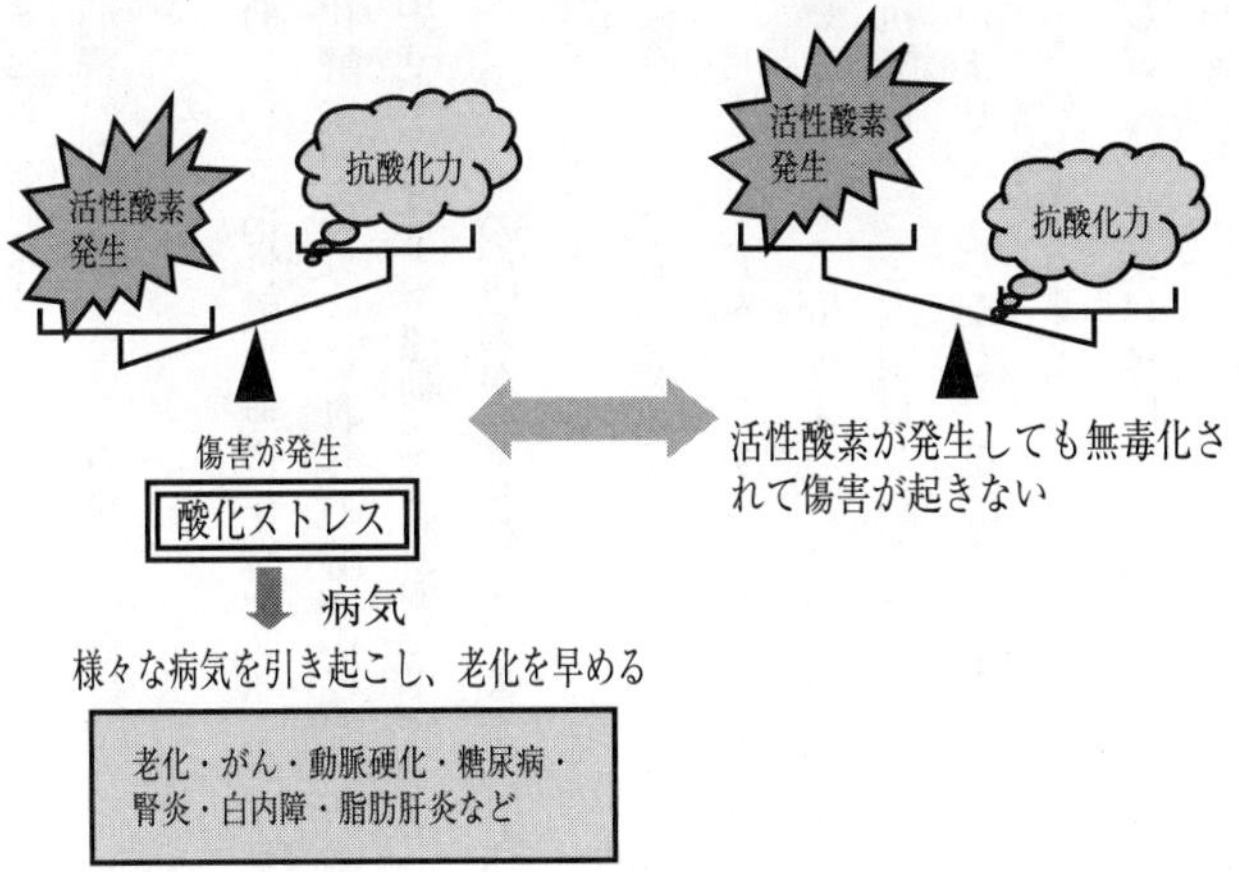

は少ない活性酸素の環境下で細胞が傷つかないで生き延びられます。

それでは、酸素を吸って生きている私たちが酸素消費の副産物である有害な活性酸素を減らし、抗酸化力を高めるにはどうすればよいのでしょうか。

活性酸素を消去するには〔図表20〕に示したSODという活性酸素無毒化酵素や、カタラーゼ、グルタチオンペルオキシダーゼといった抗酸化酵素があり、これらの酵素に活性酸素が遭遇しますと無害な水になってしまいます。抗酸化酵素は食事や運動では増加しませんが、センチュウという虫で抗酸化酵素を多くする遺伝子についての研究がなされていますので、今後は遺伝子治療で活性酸素を少なくできるかもしれません。

一方、酵素以外の方法で活性酸素を減らす抗酸化物質としてのビタミンC、ビタミンE、グルタチオンなどは食事や薬で摂ることができます。ビタミンEをセンチュウなどに投与した研究では寿命が10～25％延長することが判明していますが、人間のように様々な環境下で生活し、様々な食事をし、医療を受けている状態で抗酸化物質を内服したからといって、どの程度老化が遅くなって寿命が延びるかは分かっていません。しかし、抗酸化作用を念頭に入れた食事や薬を口にすることは様々な点で無駄ではないと考えます。

また、ストレスのない生活、放射線や紫外線を浴びにくい生活は体内での活性酸素の発生を少なくする上で有用ですが、活性酸素ばかりに気を奪われてレントゲン検査を断わって病気の診断が遅れたり、ビタミンD不足で骨折したりしないようにするなどバランスのよい生活は大切です。

人間本来の寿命

最近の日本人の平均寿命は男性で七九歳、女性で八五歳にまで延び、日本は世界でもトップクラスの長寿国となりました。平均寿命とはその年に亡くなられた人の平均年齢を計算しているのではなく、生まれた〇歳の赤ちゃんがその後平均何年間生きられるかを示した数値ですので、女性の平均寿命八五歳を例にしますと、今年生まれた日本人女性の二分の一は八五歳以前に亡くなり、二分の一の日本人女性が八五歳以上まで生きることになります。

八五歳以前に亡くなられる二分の一の日本人女性については、一歳で亡くなる人・四〇歳で亡くなる人・八〇歳で亡くなる人といったように、平均寿命以前に亡くなられる女性の死亡時年齢には八五年間もの開きが見られます。

しかし、八五歳以上で亡くなられる二分の一の日本人女性については死亡時年齢が八五歳から一一五歳までの間と三〇年間の短い期間にすべての女性が亡くなられています。男性についても同じことがいえ、稀にも男性の平均寿命七九歳の2倍、一五八歳まで生きた人は神話の世界を除いて歴史上には見当たりません。また高齢者の多くは平均寿命である八〇歳の

図表22　日本人男女の平均寿命の年次推移

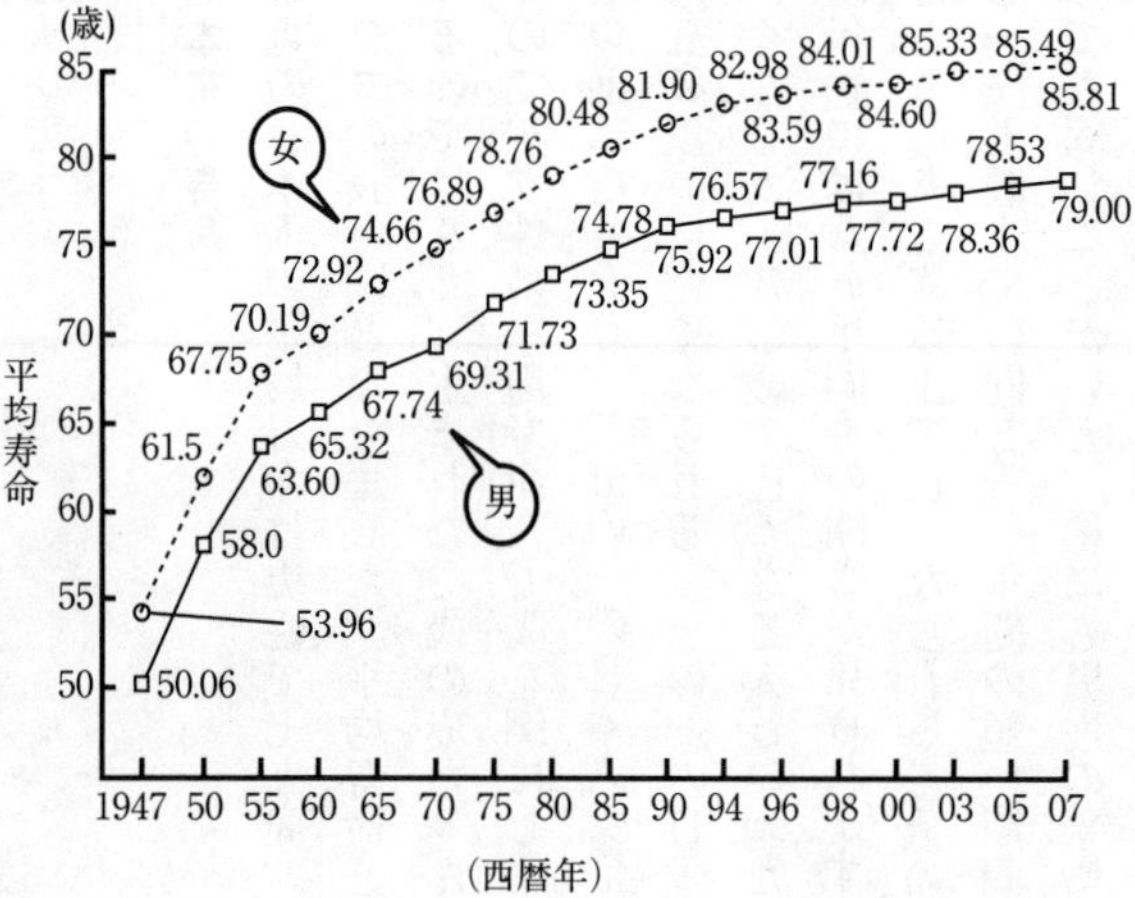

マイナス一〇歳か、プラス一〇歳で亡くなっておられますので、人間本来の寿命は八〇歳代ぐらいかなとも思われます。

ところが、〔図表22〕に見られますように日本人の平均寿命は、この五〇年間で男性も女性も約三〇歳も延びたことが分かります。一九四七年における男性の平均寿命は約五〇歳、女性の平均寿命は約五四歳でしたが、今では男性が約七九歳、女性が約八五歳までと、戦後の医学や経済の進歩に支えられて寿命は約三〇歳延びています。

それならば、今後の五〇年間も医学や経済の発達が見込まれますので、男女の平均寿命が再び三〇歳延びて、一〇〇～一一五歳になるのではないかと期待されそうです。ところが残念ながらこの期待に対しては否定的な答えをせざるを得ません。蟬や蛍に定まった寿命があるように、人間にも本来の寿命があるのです。

世界の老年学の権威の先生方が人間の寿命の限界について様々な説を展開しておられますが、多くの先生方が平均寿命は八〇歳代、最長寿命は一二〇歳程度だろうといっておられます。すでに述べましたように、人間の細胞には寿命を決めるプログラムが設定されていて、設定された回数だけ細胞が分裂し、新陳代謝を繰り返すと急に元気がなくなり死滅してしまうことから寿命の限界を推定できます。死滅するまでの細胞の分裂回数はマウスでは一四〜二九回、ガラパゴス産カメでは九〇〜一二五回ですが、人では四〇〜六〇回しかありません。様々な動物の最長寿命については〔図表5、6、20〕で示した通り、性成熟年齢や代謝率、肝臓の活性酸素無毒化酵素などと関係していますので、人間も動物の一種として平均寿命が八〇歳代、最長寿命が一二〇歳ごろといった予測は適切であるといえます。

それでは過去五〇年間で日本人の平均寿命が約三〇年間も延びたのに、今後五〇年間で平均寿命がほとんど延びないとすれば、過去の平均寿命の延びの要因は何であったのかを理解しなければ将来予測を了解できなくなります。そこで、一八八一年から一九九五年に至る一一〇年余の女性の年代別の生存率を調べてみますと、**〔図表23〕**に示しますように一八八一年から一八九八年においては三歳で生存率が約80％に低下し、その後は九〇歳での生存率

図表23　わが国における年代別の生存率曲線の推移（女性）

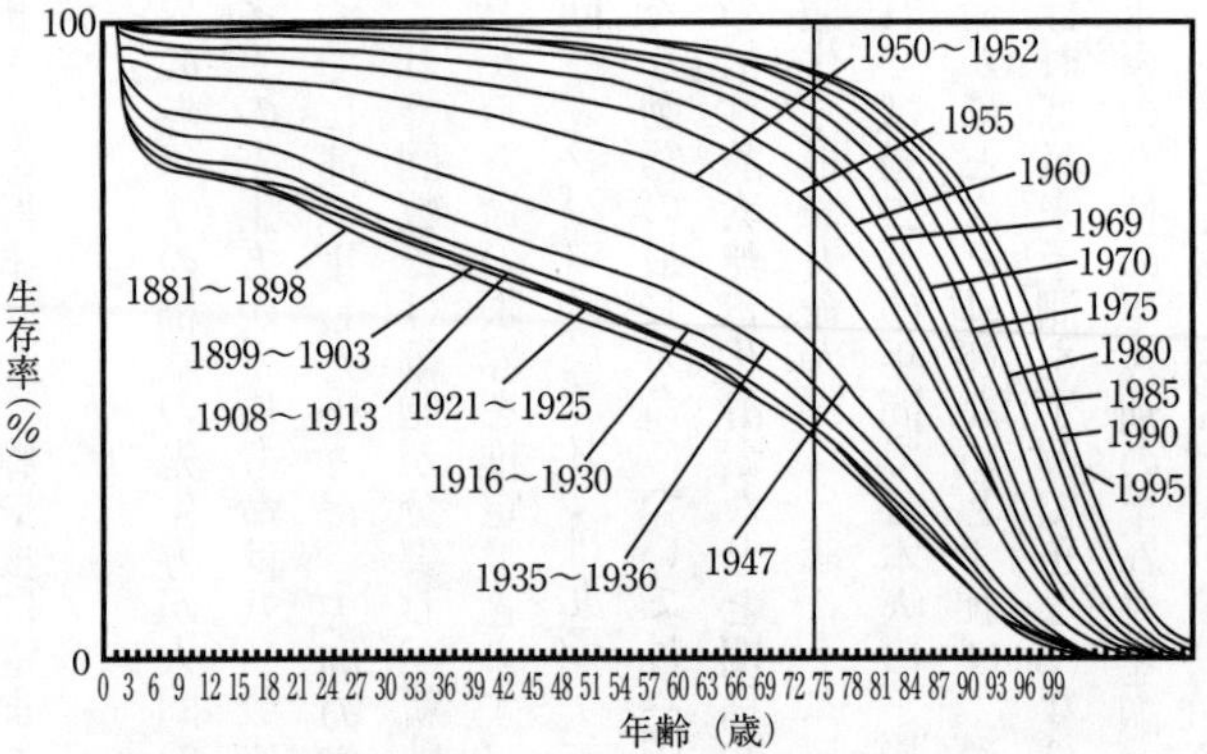

注　垂線は65歳を示す。
資料　林紊史「健康日本21の誕生」『治療』82（3),1190〜1193,2000.

0%に向かって歳とともに直線的に低下しています。このことから、生存率が50%となるのは五〇歳前となり、平均寿命も五〇歳以下となります。しかし、一八八〇年代であっても数%の女性は八〇歳代の高齢までの人生を享受していたことは事実です。

一方、一〇〇余年後の一九九五年の女性の生存率曲線を見ますと〇歳から三〇歳ごろまではほとんど100%近くの水平線を示し、若くして亡くなる人はいませんが、六〇歳ごろになると生存率が95%ぐらいに低下し、その後は緩やかな曲線を描いて生存率が低下しています。そして、八五歳前後で生存率曲線が50%となり、その後は九〇歳に向けて生存率曲線が直線的に低下しています。五〇年前、一九五〇年ごろの女性の生存率曲線は一八八〇年代のそれと、一九九五年のそれとの中間の曲線を示し、三歳ごろに生存率が95%となり、その後はなだらかに生存率が低下し七〇歳代で50%を超え、その後は九〇歳での生存率0%に向けて直線的に低下しています。

このことから、過去五〇年間で平均寿命が三〇年間も延びたのは三歳以下や二〇～三〇歳といった若い年代での死亡が減ったためで老化防止による寿命の延びではないのです。最近では80%近くの女性が七五歳近くまで生き、その後の二〇年間でほとんどの高齢者は天寿を全うしてしまうのです。このことから、人間本来の寿命は八〇歳代ということが納得していただけるでしょう。

老化の個人差とは何

同じ七〇歳でも老けた人もいれば、若々しく五〇歳代と変わらない人もいます。このように老化の程度は個人によって相当違いますが、その違いは何によっているのでしょうか。原因の一つとして次に述べます家系的、または遺伝的な要素がありそうです。親子代々にわたって長寿で、若々しく元気な家系があります。

一方、生活習慣に基づいて成人・高齢者の病気にかかった場合には早く老け込んでしまいます。動脈硬化・糖尿病などで心臓・足に栄養を運んでいる血管が細くなっている、糖尿病で視力・足の感覚・腎臓の働きが低下してきた、肥満やアルコールの飲み過ぎにより脂肪肝や肝硬変になった、高血圧や動脈硬化による慢性的な腎臓病などにかかっている、などで日常の活動性が低くなりますと老け込んでしまいます。病気に伴って日常の活動性が少なくなる以外に、非活動的な日常、飽食による肥満、過度の飲酒や喫煙など、不適切な日常生活だけでも老化を早めてしまいます。

老化の個人差は家系・病気・生活態様によっても左右されますが、個人個人の持っている体質によっても違ってくることが分かってきました。この体質は遺伝子の端で遺伝子が傷つかないように保護する物質であるテロメアというＤＮＡに似た成分の長さで分かります。

このテロメアは細胞が分裂した際に壊れても修復できないために、分裂のたびに短くなってしまいます。そして、テロメアの長さがある程度以下に短くなりますと、体の構造や働きを指示する設計図、遺伝子の働きが失われて寿命が尽きることになります。このことからテロメアは細胞の寿命を決める「細胞内時計」ともいわれています。

このようなことが分かってきますと、テロメアの長い人では老化が遅れて長生きできることになります。このことについてコエソン氏らは、六五歳以上の１４３人をテロメアの長い群と短い群とに分けて一五年間にわたって観察しました。

その結果、〔図表24〕に示すようにテロメアの長い72人は短い71人に比べて一五年後に11

図表24　テロメアの長い人、短い人の生存率

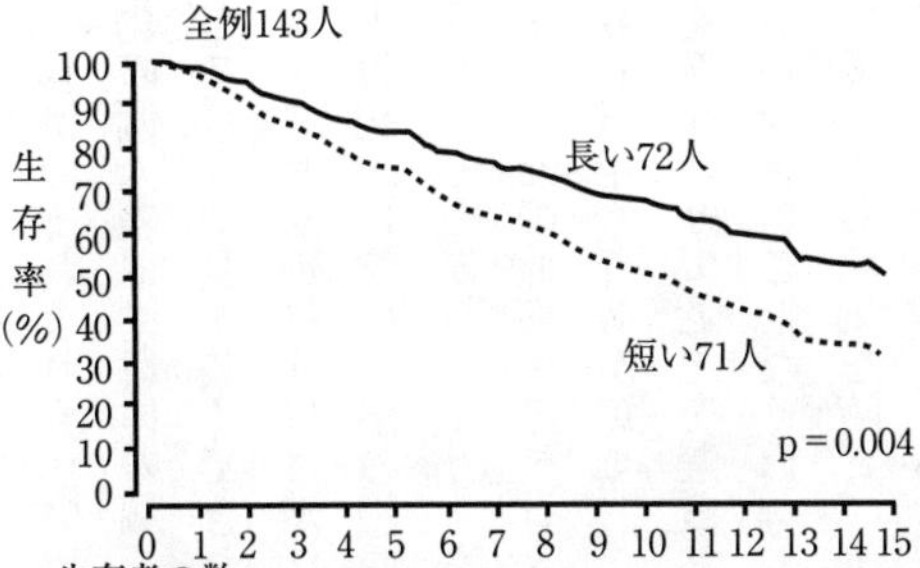

生存者の数	0	1	2	3	4	5	6	7	8	9	10	11	12	13	14	15
長い人	72	71	69	67	60	56	52	51	50	46	45	42	41	36	35	34
短い人	71	69	63	59	57	56	51	46	43	40	37	34	31	27	25	23

人も多くの高齢者が生存しておられました。この結果は世界で最も権威のある科学雑誌、ランセットの二〇〇三年誌に掲載されました。

死亡原因を詳しく調べてみますとテロメアの短い人では感染症で亡くなる人が多く、テロメアの短い人が細胞分裂の繰り返しで遺伝子を保護する回数券を使い果たしますと、細菌などに抵抗する免疫機能を失い死に至るものと考えられます。

テロメアの長い人は老化が遅れて長生きしているかどうかについて、日本でも研究されています。東京都老人総合研究所では東京都老人医療センターで亡くなられた患者さんの脳細胞のテロメアの長さを計測しました。脳細胞は赤ちゃんとして生まれてから高齢になるまで分裂しない神経細胞を多く含んでいますので、様々な年齢で亡くなられた高齢者の脳細胞のテロメア長を調べることによって、生まれつきのテロメア長と

寿命との関係が分かります。

この研究によって九〇歳代で亡くなられた高齢者14例のテロメア長は、七〇歳代で亡くなられた19例のそれよりも10％以上も長いことが分かりました。このことから、寿命で示される老化の個人差は染色体の端についているテロメア長で分かることが実証されたのです。

もしテロメア長を長くできれば、老化を遅らせ長寿を保てることになりますが、今のところテロメア長を伸ばすのは遺伝子操作による方法以外に薬や食事ではできません。

二十世紀末に体の一部の細胞から羊を誕生させるといったクローン羊ドーリーちゃんが話題となりましたが、ドーリーちゃんに細胞を提供した羊は六歳だったため、一歳のときのドーリーちゃんの血液中のテロメア長は六歳の羊のように短かったのです。そのため、通常の羊よりも五年も寿命が短く、二〇〇三年に死にました。ここまで分かってきますと、テロメア長を変化させて老化を遅らせる医療も遠くはないと考えられます。

体質を変えることなく自分の努力で老化を遅らせるためには、この項の最初に述べました老化に関与する病気を防ぎ、生活習慣に留意することが大切となります。

東京都老人総合研究所では約３０００人の中高年者を一五年間以上にわたって調査して、どのような日常生活や体の様子が老化を遅らせ長生きに繋がるかについて研究しています。

〔図表25〕は研究成果の一部を示していますが、七五歳以上の女性についてはあまりにも痩

図表25　女性の体格と死亡の危険度との関係

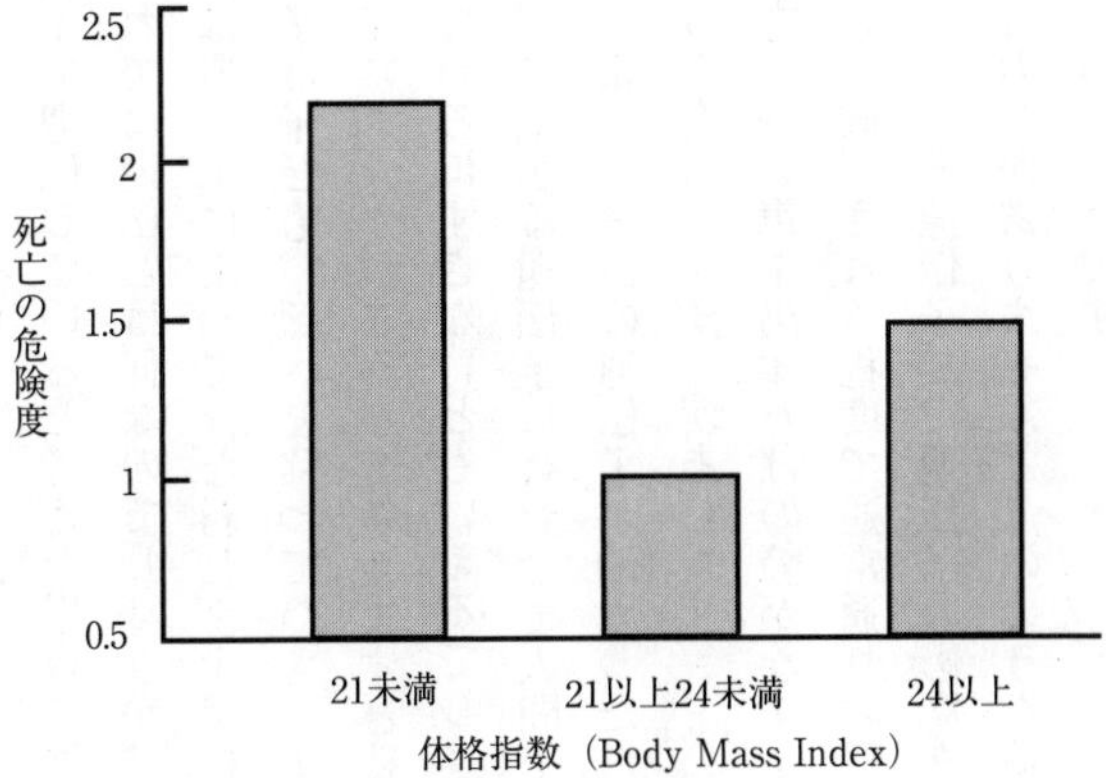

（75歳未満の女性、東京都老人総合研究所：サクセスフルエイジングをめざして　2000年より）

せていたり太っている場合は死亡する危険性が高いことを示しています。

ＢＭＩで示される体格指数は体重をメートルで表わした身長で割り、その値を再び身長で割る、といった計算で得られます。ＢＭＩが21〜24の人に比べ低い人では２倍以上、高い人では１・５倍近く死亡する危険性が高まります。ここでは老化、老ける、といった現象を示すのは複雑すぎますので、老化の終末点である死亡の速さ、高齢者の死亡率で老化の早さを示しました。

寿命は遺伝する

長生きの家系がありますので、寿命は遺伝すると思われるかもしれません。この思いに対する答えとして、血友病のように確実に遺伝する病気を遺伝病と考えた場合には寿命は遺伝しないと答えられますし、人間の顔や体型は親子で遺伝していると考えた場合には寿命も遺伝すると答えられます。

それでは遺伝とは何なのでしょうか。遺伝とは親の形や性質が子どもに伝わる現象をいい、遺伝は遺伝子によって行なわれます。私たちは約八〇年の人生を送りますが、体内に入った遺伝子は子ども、孫へと移っていき、子どもや孫が死んだ後もずっと子孫にまで遺伝子は伝わっていきます。こうして考えますと私たちの体は遺伝子を子孫に伝える宿屋のような働きをしているにすぎないともいえるでしょう。

宿屋に泊まる遺伝子に合わせて人間である宿屋は個別対応をしますが、遺伝子の中には血友病のように一個の遺伝子が泊まっただけでも宿屋に危害を加え、家が傾き発病するといったような有害なタイプがあります。

一方、少し声を出すだけの静かなタイプの遺伝子なら10人や20人を泊めても宿屋は多少ざわめき、破損される程度で通常通りの営業ができます。それが高血圧、糖尿病、寿命などに関わっている遺伝子で、遺伝子の影響を日常生活の送り方の工夫で十分に克服できるほど弱い影響力しかありません。このような遺伝形式を多因子遺伝といい、生活習慣病に関わる遺伝はこのタイプです。

〔図表26〕には一般の人に比べて、一〇〇歳になった百寿者に多く見られる遺伝子を挙げ

図表26　百寿高齢者にみられる遺伝子

報告した国	年	百寿者での特徴	
フランス	1994	アポE遺伝子	E2は多い、E4少ない
		ACE遺伝子	DDが多い
フィンランド	1994	アポE遺伝子	E2が多い、E4少ない
		アポC3遺伝子	S2は多い
沖縄（日本）	1997	HLAクラス2遺伝子	3について多い
山梨（日本）	1997	アポE遺伝子	フランスと同一
東京（日本）	1997	GSTのT1、M1欠如または減少	
イタリア	1998	PAI-1遺伝子	4G遺伝子多い

ています。このような研究はフランスやフィンランドで始められ、日本人についても確認されています。主な遺伝子は脂質代謝でのアポリポ蛋白Eに関係するアポE遺伝子、血圧などに関わるアンギオテンシン変換酵素に関係するACE遺伝子、ヒト白血球抗原であるHLAに関わる遺伝子、プラスミノーゲン活性化阻害因子―1に関係するPAI―1などです。これら脂質代謝、心筋梗塞、血栓性疾患に関係する遺伝子が百寿者に多かったり、欠乏したりしています。

一般的には百寿者は病気になりにくい遺伝子を有していますが、中には病気になりやすい遺伝子を有しながら一〇〇歳になっておられる人もありますので、今後はこれら遺伝子とライフスタイルとの関わりをも含めて研究していかなければなりません。

いずれにしても、これらの遺伝子があると寿命が延びるというものではなく、百寿者に見られるいくつかの遺伝子が重なれば有利、それによい生活習慣を合わせればもっと有利、ということになります。

一〇〇歳の人に多く見られる遺伝子が明らかにされていますが、この遺伝子があれば命が確実に延びるといった遺伝子は見つかっていません。

すでにセンチュウという虫に活性酸素を消滅させるビタミンや栄養素を投与するとセンチュウの寿命が10～25％延びたと述べましたが、センチュウにも老化の遅れるタイプがあり、その遺伝子が調べられています。センチュウは生後三日で成虫となり寿命が約3週間と短いために、寿命を延ばす実験などにしばしば用いられています。

数年前、アメリカでスペースシャトルが帰還の際に大気圏突入に失敗して飛行士全員が死亡するといった痛ましい事故がありました。スペースシャトルの残骸はテキサス州を中心にして広く散らばっていましたが、残骸には実験用に宇宙飛行させたセンチュウが生きて付着していたとの新聞報道を見ました。

これほど、動物実験では知名度の高いセンチュウですが、この虫に対して一九八三年にクラス氏が突然変異剤を振り掛けてたくさんのタイプのセンチュウを作り、その寿命を計ったところ五つのタイプで長生きをしていました。

この長寿センチュウをよく調べてみますと突然変異剤で麻痺が生じ、食べ物が十分に喉を

図表27　百寿者を予測するモデル
（数字は関与の度合を示す）

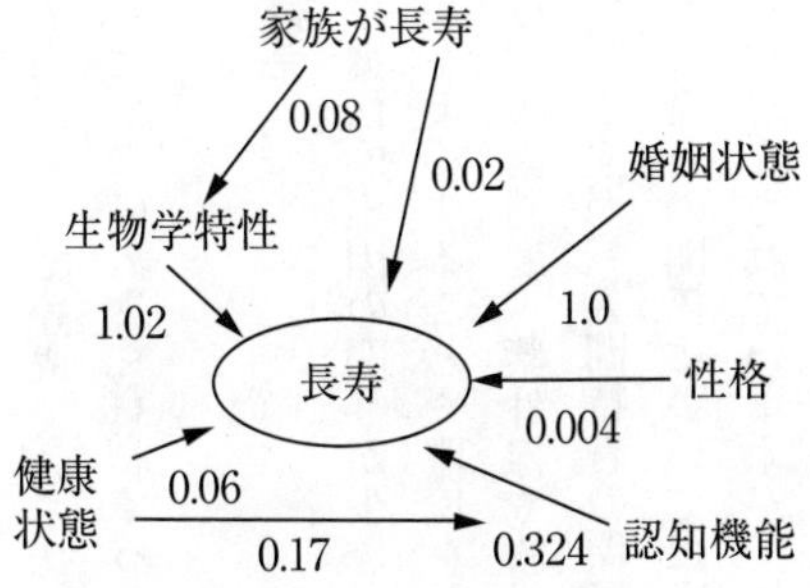

（スウェーデンの研究より）

通らないためのカロリー制限で成長・老化・寿命の延びたタイプもありました。しかし、カロリー制限以外に本当に長寿となったタイプのセンチュウもあり、これら長寿センチュウの遺伝子と元のセンチュウの遺伝子を比べる研究が始められています。

このように遺伝子によって寿命を延ばすことは、今後の研究成果に待たなければなりませんが、一九九七年に示されましたスウェーデンの百寿者の分析結果では、一〇〇歳まで生きられるための七つの予測要因の中で、家系要因・遺伝子の関与する割合は〔図表27〕で見られるとおり非常に小さいといえます。長寿には体重など生物学的特性が最も強く関与し、続いて婚姻状態、ずっと関与度が低下して認知機能が関わっています。血圧が高いか、日常活動性が高いか、などの健康状態や性格と同様に母親が長生きか、といった家系・遺伝子は長寿への関与度は低いといえます。

この項の寿命が遺伝するかといった課題に対しては、長寿者に著しく多いまたは少ない遺伝子がある、動物実験で寿命を延ばす遺伝子が探索されている、今のところ家系・遺伝的背景よりも自己努力で達成できる体重減少や結婚しているといったライフスタイルのほうが、寿命を延ばすのに大きく貢献するといえます。

環境と寿命

寿命に遺伝的素因の関与が少ないとなりますと、老けないで長生きをするためにはライフスタイルをよくすることや環境を整えることが大切となります。寿命に関係する環境因子として温度、酸素濃度、紫外線や放射線、栄養、運動などがあり、これらについての研究は進められていますが、人間特有の環境要因としては先の項で述べました婚姻状態があります。

環境と寿命との関係については虫や魚、ネズミなど様々な動物を使って寿命が延びるか縮むかの研究がなされていますが、これらの研究成果のうち人間と同様に暖かい体温を持つ動物研究については参考となりますので、その成果について述べます。動物実験の結果を述べざるをえないのは、人間について様々な環境で何年間も生活していただいて早く老けるか、寿命が延びるか縮むかといった実験は倫理的にできないからです。

図表28　高齢者の病気・寿命に対する環境の位置づけ

成人病の疾病構造（心血管系・脳血管系の場合）

加齢			
↑	成人病	（狭心症、心筋梗塞 脳血管障害）	非可逆的
↑	一次疾病 （危険因子）	①高血圧 ②高コレステロール血症 ③糖尿病 ④肥満 ⑤高尿酸血症	改善因子 ①運動 ②少量のアルコール ③体重減少
↑	環境生活因子 ＋ 遺伝的因子	（食生活、喫煙、ストレス、飲酒） （50歳以前に発症した家族歴のある人）	

とはいっても、動物実験に比べて人は寒い地域・暖かい地域に生活をしても、また空気の薄い高地・通常の平地に生活しても、苛酷な環境をうまく調整、克服しますし、また食生活・文化・経済事情の差異のほうが大きく老化や寿命に関与している可能性があります。平均寿命に影響を与え、病的な老化を早める様々な成人病は、〔図表28〕に示すように体質といわれる遺伝的因子に加えて食生活、喫煙、ストレス、飲酒など人的な環境因子が大きく関わって発生します。

自然環境については、生後三週目から生涯にわたって9度または28度の温度で飼育したラットの生存日数が調べられています。ラットの50%生存寿命は9度での飼育で四五〇日、28度での飼育で六八〇日と、28度といった高温で飼育されたラットでは寿命が長く、最長寿命についても9度での飼育で七〇〇日、28度での飼育で九五〇日とやはり高温での飼育では長寿を保てました。さらに、34度で飼育したラットでは28度で飼育した場合よりも50％生存寿命が5％延び、最長寿命が19％延びました。しかし、34度で飼育した場合は食事の摂餌量が減り、体重も減少していましたので、あまりにも高い温度環境では寿命は延びたといっても栄養不足・成長遅延を伴っているために細々と長生きをしているだけであったといえます。結局、ラットにとっては28度が健康長寿の適温であるといえます。

しかし、大型動物であり環境調整機能が働いている人間については日本やヨーロッパのような温帯地帯、スウェーデンのような亜寒帯地帯の人々の平均寿命は長くなっています。

その他、自然環境については、通常の空気中の酸素の濃さである約20％よりも30％少ない富士山の頂上のように、やや薄い酸素の中で飼育したマウスに比べて、１００％酸素下で飼育した場合や、１００％酸素下で2気圧、4気圧、6気圧、10気圧と高酸素濃度・高気圧で飼育した場合での研究が行なわれました。その結果、30％少ない酸素濃度で飼育されたマウスは平均して４８０４時間（約二〇〇日）生きましたが、純酸素1気圧、2気圧、4気圧、6気圧、10気圧下では平均寿命がそれぞれ１１１時間、16時間、2時間、０・7時間、０・3時間の寿命と短くなっていました。

このことから、慢性閉塞性肺疾患の患者さんのように通常の空気からは十分な酸素が取り込めない人は別として、健康な人が酸素をより多く取り込むのは体にとってよいとはいえな

図表29　環境要因も含めた健康長寿の方策

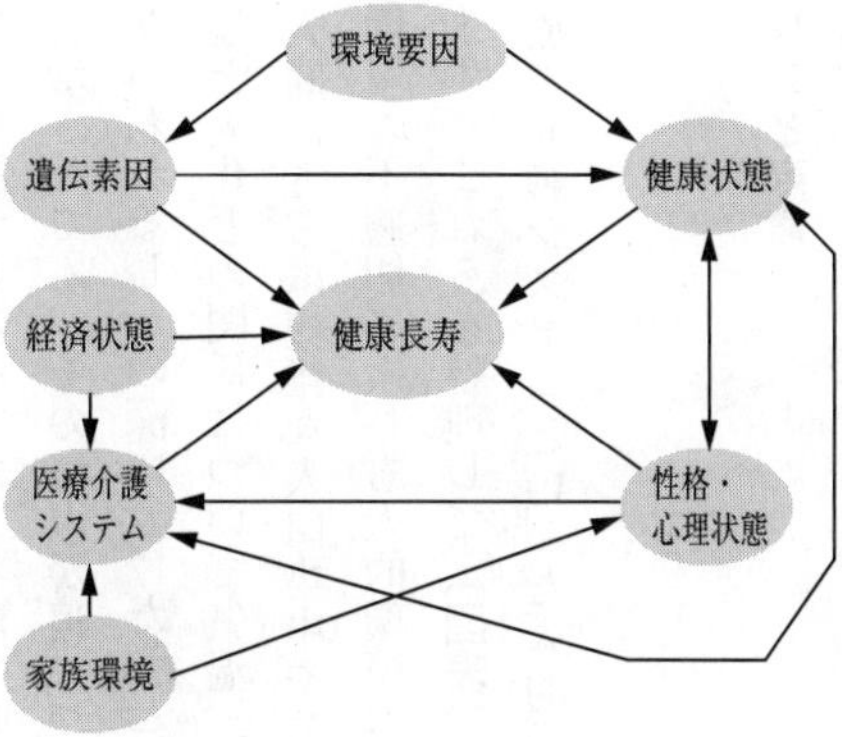

いことになります。空気中の酸素の濃度を濃くしますと体に有害な酸化的ストレスが生じ、これが老化に大きく影響することはすでに述べました。

生まれて五カ月、二四カ月、三〇カ月目のマウスを95％以上の高濃度酸素下で飼育して50％生存寿命を調べますと、それぞれ86時間、70時間、67時間とでした。高齢マウスのほうが高濃度酸素には耐えられません。高酸素下では寿命が短縮する、高齢になるほど高酸素のストレスを感じやすくなるとのマウスで見られた研究結果は種の異なるラットでも見られています。

太陽光、特に紫外線を多く浴びている漁師の方々は顔のしわが深く、シミ、そばかすなどがたくさんできて皮膚の老化は早まっています。実際に紫外線を照射した皮膚を顕微鏡で調べてみますと血管が損傷されていて、皮膚の表面に近い角質層という部位が厚くなっています。

また、強い紫外線に当たった肌では皮膚の緊張を保つ蛋白質としてのコラーゲンや皮膚の弾力性を保証する蛋白質であるエラスチンを分解する酵素が増え、これら固い蛋白質がどんどんと壊されても、その修復が追いつかずに不完全となって皮膚にしわや瘢痕《はんこん》が現われ、光老化といわれるしわの深い老けた顔となります。

環境と老化との関係について気温、酸素濃度、太陽光などの影響について述べてきましたが、人間はさらに複雑な人口集中や公害、騒音、振動といった人的な環境下で生きており、自然環境の不適切さよりも人的環境のほうが老化や寿命に大きな影響を与えている可能性があります。これらを整理して〔図表29〕に示していますが、健康で長生きするには経済状態や医療・介護システムといった人的環境が自然環境要因よりもさらに重要であるといえます。

ストレスと寿命

外部から力が加わった場合に物体には外力に対抗する力、応力が発生しますが、その応力を物理学の言葉としてストレスといいます。外力が応力を超えるほど大きい場合には物体は破損し、骨の場合は骨折となり、地殻の変動の場合は地震となる、といったように外力に遭

図表30　ストレスと生活能力

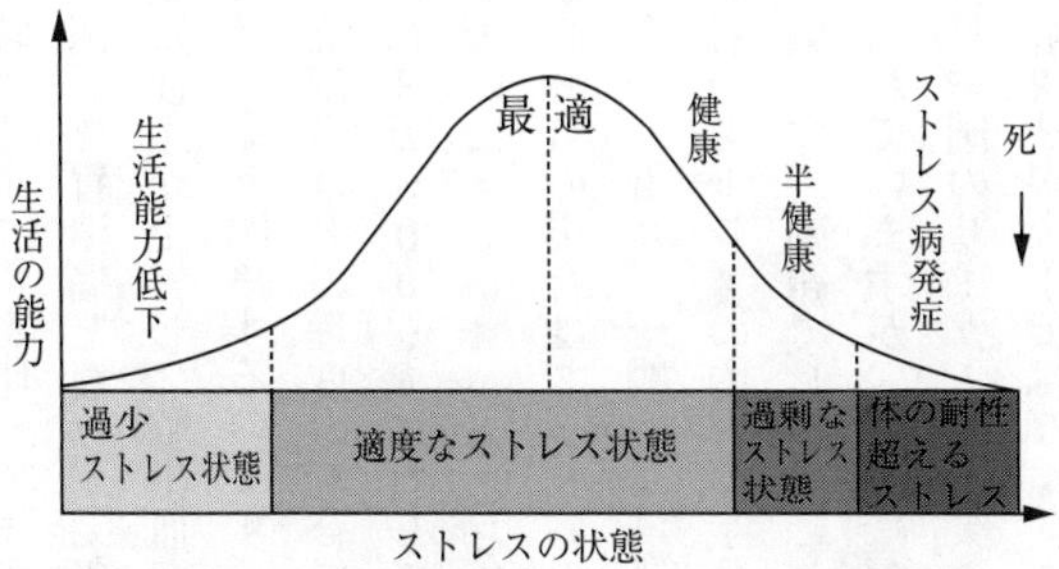

遇した物体には様々な変化が起こります。今から約一四〇年前に外力・応力といった物理学的な変化が人体にも生じていると推定されました。人間は外力として加わる環境の変化や精神的な圧力に対して、応力のような激しい感情の変化が生じ、感情の変化に伴ってホルモンが分泌されて興奮したり、うつ状態になったりします。このような人体の変化を整理して二〇世紀にストレス学説が生まれました。

これによりますと、〔図表30〕に示しますように人間が適度なストレス状態に晒されていますと健康状態を保てますが、ストレスが少なすぎる場合には生活を送っていく上で脆弱《ぜいじゃく》となり生活能力が低下します。一方、過剰なストレスに晒されても、それに耐えられる人は抵抗力をますます増大して健康長寿を保てますが、大きなストレスに負けてしまいますと半健康となり、さらに強いストレスが続きますとストレス病となります。そして、ストレスにエネルギーを使い果たしてしまいますと死を早めることもあります。

戦国時代に主君を裏切ってまでも自分の領地を護《まも》った武将がいましたが、その武将は強い批判を浴びて胃潰瘍となり、二年後に亡くなったという話が残っています。また、太平洋戦争末期に血圧が上昇して脳出血で亡くなられたという国のトップの政治家もいたように、ストレスは寿命と関係するのです。

では高齢者はどの程度の割合でストレスを感じているのでしょうか。厚生労働省が二〇〇〇年に約3万3000人に対して行なった国民生活基礎調査によりますと、国民総数の11・8%が大いにストレスがあると答え、16・9%はストレスがまったくないと答えています。しかし高齢者の場合は7~8%の人が大いにストレスを感じ、22~24%の人はストレスがまったくないと答え、一般的には高齢者はストレスが少ないようです。

高齢者のストレスの内容の半分以上は自分の健康や病気・介護の問題で、続いて家族の健康・病気・介護問題でした。これらに対してテレビを見たりラジオを聴いたりしてプレッシャーを逃れていますが、解決に向けて積極的に取り組もうとする人は少ないようです。かつての武将や国のリーダーほど大きなストレスを受けていなくとも現代の高齢者は受けたストレスの解決法が上手ではなく、もっと外向き志向で対応する必要があります。

日本人は、なぜ世界一長生きなのか

二〇〇七年七月に厚生労働省が発表した日本人の平均寿命は男性が七九・〇〇歳、女性が八五・八一歳と、男性はアイスランドの七八・八〇歳を抜いて世界第1位、女性は二〇年間連続世界第1位になっています。しかし、アメリカの中央情報局が二〇〇六年に出した長寿番付によりますと世界一の長寿国はアンドラ公国で、続いてマカオ、サンマリノ共和国、シンガポール、香港となっていて、六番目に日本が位置づけられています。このように世界一の長寿国を決めるのは難しいようですが、1億人以上の人口を抱えている国としては、日本人の平均寿命は世界一といって間違いがないようです。

日本人はなぜ長寿を保てるのかについては遺伝的背景、生活習慣、環境要因、保健医療水準、ストレス、など関与しそうな項目を外国の人と比較した科学的データに乏しいために決定的なことはいえませんが、公衆衛生・食生活・医療環境・経済発展などがプラスに作用しているのではないかと考えられます。

日本において施策としての公衆衛生は、昭和に入って大阪や東京に死亡率の高い妊婦や新生児に対して出産・育児を支援する母子保健が、そして蔓延していた結核対策がとられ、東北地方に対しては栄養指導がなされました。しかし、それ以前から日本人の公衆衛生観は世界に冠たる面があったように思います。

図表31　15年間における日本人の血管についての若返り状態を比較（脳動脈）

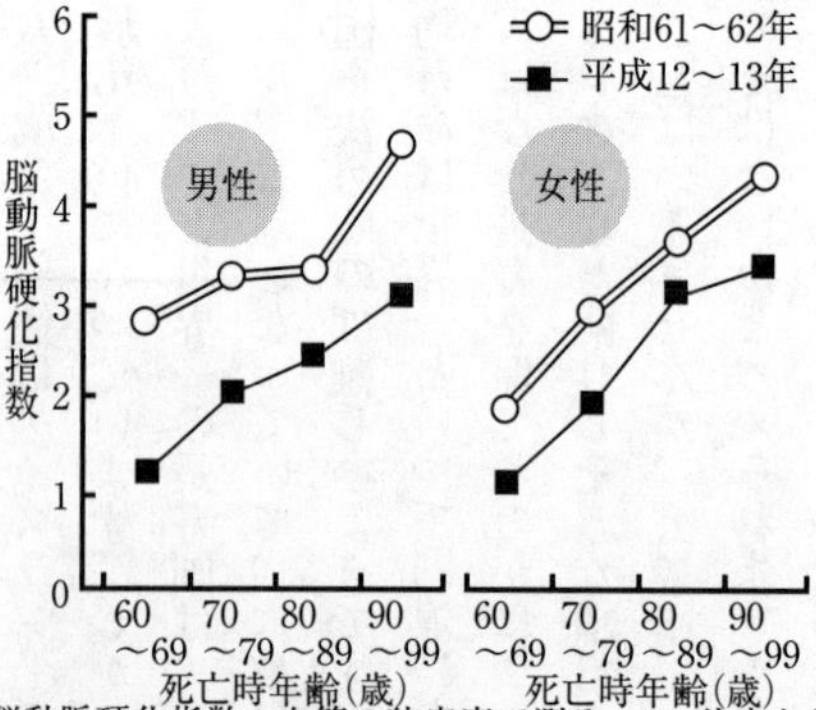

※脳動脈硬化指数：血管の狭窄度で測る。0…狭窄なし
1…50%以下の狭窄、2…50～90%の狭窄、3以上…90%～完全狭窄

明治以前の日本において村々では緑と自然環境を残すために鎮守の杜《もり》を護り、樹木の伐採は控えめにし、家々の周りや家の中は清潔に保っていたようです。江戸の水道水についても水質の維持を図るために見張り番を立てていたとされるほどの衛生的な伝統や習慣のため江戸時代には外国のように伝染病の蔓延は見られず、日本脳炎の流行も村単位で収束しています。今の日本人にも几帳面に手を洗う習慣が続いており、お絞りは日本発の公衆衛生品ともいえます。

食生活についても仏教の影響もあって肉や脂肪を多く摂らなかったために、栄養不足・易感染性といった側面がありますが、生活習慣病に罹患しにくいといった長所が見られました。戦後の経済成長に伴う飽食時代に動脈

図表32　心血管系疾患の日米間での比較
[性、年齢別／WHOの統計による]

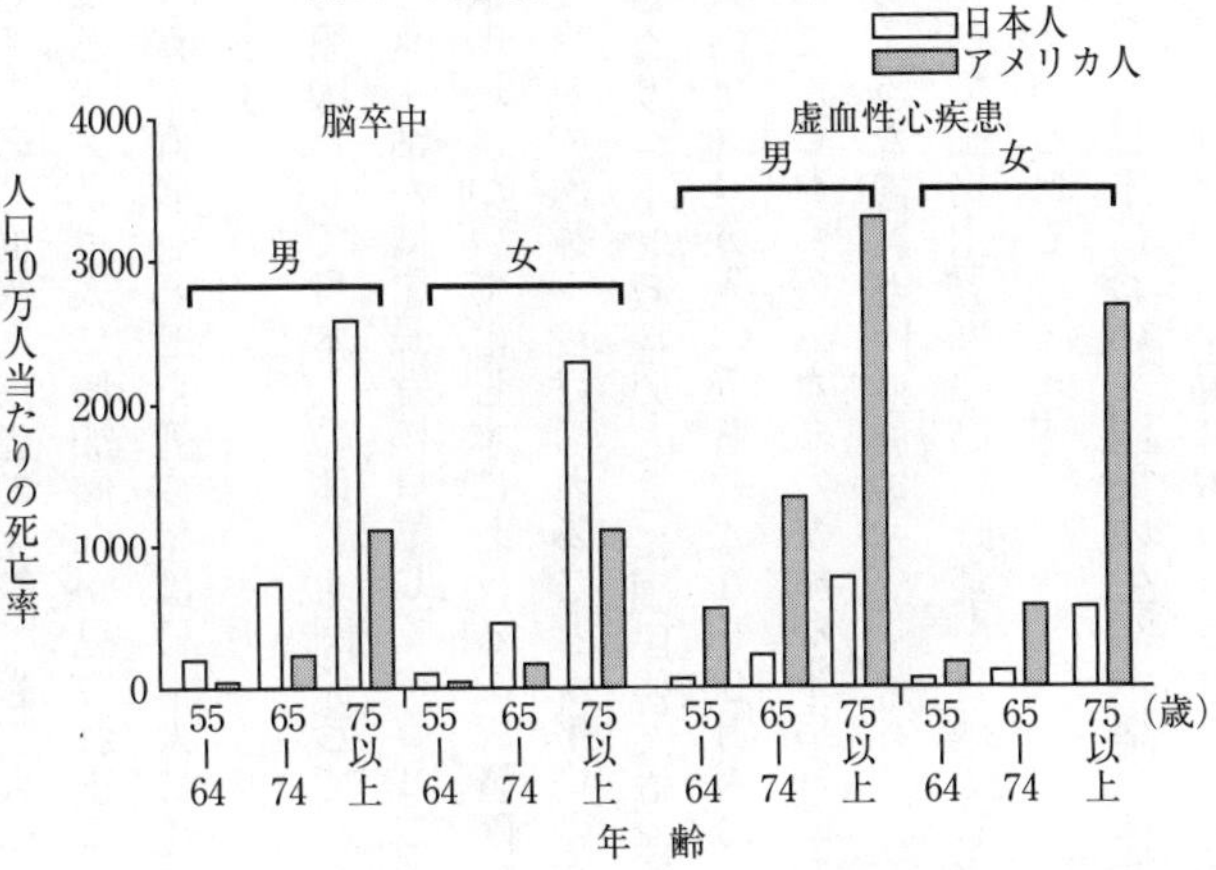

硬化・脳卒中の増加が懸念されましたが、その後の老人健診、第1次、2次健康づくり対策が功を奏して、平成一二〜一三年の脳動脈硬化指数は〔図表31〕に示すように一五年前に比べて一五歳ほど若返っています。これは約800体に及ぶ解剖所見で確認され、この一五年間で脳の血管が女性で約一〇歳、男性で約二〇歳若返っていたのです。

このことから、日本人の平均寿命がさらに延びるのではないかと考えている人もいます。しかし、寿命には限界があることはすでに述べましたし、平均寿命に近づく年代層の人たちにも、洋風化の食事で育った高齢者の割合が増えているのが心配です。

必ずしも洋風化の食事が平均寿命を縮めるとは限りませんが、〔図表32〕に示しますように日米間の心血管系疾患の比較でも、人口10万人当たりの心疾患による死亡率は、高齢になるほどアメリカ人に増加傾向が見られます。脳卒中による死亡率は日本人のほうが高くなりますが、両者合わせた死亡率は日本人に比べてアメリカ人では男女とも1・5倍も多くなっています。

この原因として日本人の体質も関係しているでしょうが、肉よりも魚を多く摂っている日本人の食生活が健康長寿に貢献しているとも考えられます。

医療環境については日本における国民皆医療保険制度により、どの地域に住む高齢者でも廉価で良質の医療が受けられることが平均寿命を延ばしているものと考えられます。アメリカでもクリントン政権のときに国民皆医療保険制度の導入を試みたのですが失敗に終わり、3億人のアメリカ人のうち約4000万人の人たちが医療保険に入っていないといわれていますので、これらの人たちの寿命が平均寿命を押し下げている可能性があります。

このような優れた医療施策が立てられたり、蛋白源として肉よりも高価な魚を食べたり、肉に比べて価格上昇率の高い野菜を食べて健康志向を果たせる日本人は経済的に恵まれている国民であるともいえます。

しかし、日本において国民の生活水準全体が少しずつ上昇している中で、バブル崩壊後の経済成長の鈍化で、上昇に取り残される人たちが現われているといった二極化が懸念されています。経済的に苦しい人たちが多くなる上、医療費の値上げなどが重なって平均寿命の延びはおろか維持も困難になりそうとの声がある二極化社会であっても、まだまだ日本は経済的にはゆとりがあり、健康に配慮する気持ちには応えてくれる社会であり、日本人の知的水準も健康志向に向かっていますので世界一の長寿社会は維持できると考えています。そこで「死なないための長寿」ではなく、楽しい人生のための健康長寿を創り上げたいものです。

不老長寿のクスリ!?

クスリの次に「!?」とマークしているのは、現在のところ不老長寿のクスリはないからです。秦の始皇帝が部下に東方の日本に向けて不老長寿のクスリを探しに向かわせて二〇〇〇年が経ちますが、いまだ不老長寿といえる特効薬は見つかっていません。良薬は口に苦しといわれているようにクスリは一つの面で優れていれば優れているほど、他の面では副作用が出るなど完全な成分は少ないものです。たとえば、女性ホルモンのエストロゲンは、女性をいつまでも閉経前の状態のように若々しく保つといった点では不老長寿の作用を示し、アメリカでは閉経後の女性の多くが服用していました。

しかし、数年前の大規模調査で女性ホルモンの内服で女性特有のがんの発生率が想像以上に高く、安易な女性ホルモンの内服は避けて、閉経後にのぼせやほてりなどの自律神経障害といった更年期症状を除くための短期間の使用に限るべきであるとされるようになりました。

ところが、最近になって女性ホルモンの仲間で骨を強くするがんの発生はむしろ抑える、心筋梗塞も抑える、といった骨粗鬆症治療薬が発売されました。骨と心臓によくがんを抑えるとなりますと不老長寿に近い薬といえます。このように不老長寿のクスリを求めての医師、薬業界の努力は続けられ、少しは効果が上がっていますが、!?のマークを除くほど自信を持ってお勧めできるクスリはありません。

結局は2ページに示す「元気で長生きの十か条」に合わせた生き方をするのが不老長寿に近づくクスリといえます。この十か条は東京都老人総合研究所が健やかで幸せに歳を取るのに必要な手立てや施策を確立するために、一九九一年から約三〇〇〇人の中高年者を調査研究していく過程で判明した結果を分かりやすくまとめたものです。

10項目のうち総コレステロールや血圧、太り方、タバコ、お酒に関してはすでに多くの人たちに知られている健康法です。しかし、栄養不足に気をつけて血清アルブミン値を高くしておく、足を丈夫にしておく、自分は健康であると信じている、すぐ前のことを覚えている、外出をして人とお喋りをする、といった5項目は今まで注目されてきませんでした。

不老長寿に少しでも近づくためにはよく歩いて足を丈夫にして、他人との交流を図って、元気さをアピールすることが必要です。そうすれば、つい先ほどのことを忘れることも少なくなるでしょう。

不老長寿のためには栄養不足に陥らないことが最も大切です。一九五一年に日本人の死亡者数の１位が結核から脳卒中に入れ替わって以来、脳卒中の原因となる高血圧・動脈硬化の予防や治療に力が注がれてきました。その結果、脳卒中による死亡者数は減少したのですが、その副産物として低栄養こそ健康であるとの考えが普及し過ぎた傾向があります。低カロリー食品はヘルシー食品であるとし、痩せている人ほど低カロリーの飲み物・食事を摂る傾向があります。

しかし、高齢者の健康診断をしますと血液中の蛋白質、その主成分である血清アルブミンの値が少ない傾向があり、血清アルブミン値が３・９㎎／dl以上の人に比べて、以下の人では同じ年齢でも死亡する人の割合が２倍近くも多くなっています。血液中のアルブミン値の低下は食べ物の消化吸収力の低下や肝臓での産生機能の衰えでも生じますが、大きな原因としては食事量の減少、特に蛋白質摂取量の減少が挙げられます。

高齢になって食事量が減少する原因は間違ったヘルシー志向と運動量の減少、口腔の咀嚼機能の低下が関与しています。したがって、少しでも体を多く使う習慣を身につけることは、食事量を増すだけでなく足腰を強くする、外出して人とお喋りをするといった「元気で長生きの十か条」の二つをも満たすことになります。

図表33　摂取食品数と死亡率

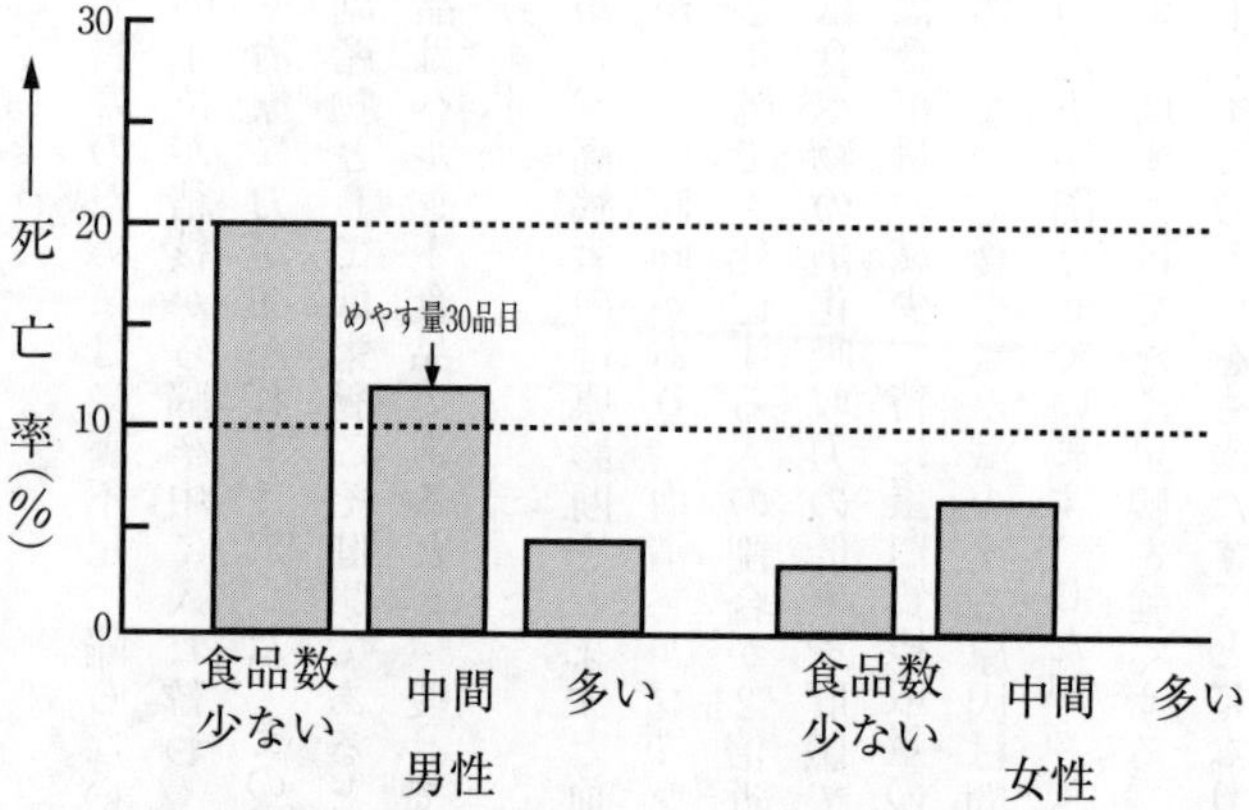

（東京都老人総合研究所：サクセスフルエイジングをめざして　より）

また、高齢になって少なくなった歯は入れ歯で補う、入れ歯がうまく合わない場合は早めに調整することが、食事量の増加に加えて頭脳の働きを活発にする上で大切です。

そして何よりも大切なのは、様々な食品をたくさん食べることです。東京都老人総合研究所が六五～七九歳の自宅で生活しておられる高齢者を五年間にわたって調べたところ、〔図表33〕に示すように一日に30品目以上を食べている高齢男性の死亡率に比べて、30品目より少ない人では死亡率が5倍以上も高くなっていることが分かりました。食品数の多さと死亡率との関係は高齢女性には認められませんでしたが、これは六五～七九歳の女性では平均寿命まで五～二〇年間もあるために死亡率が低く、違いが明確にならなかったためと思われます。

食べ物の内容では蛋白質、とりわけ動物性蛋白質の摂り方が多い人、カルシウム、鉄、ビタミン類を多く摂っている人、牛乳を多く飲んでいる人には長生きをする傾向が見られました。

たくさんの食品を摂るほうが長生きをしますが、漬物については多く食べない人のほうが長生きをしていました。不老長寿のクスリは食事を含めて日常の過ごし方にありますので、わざわざ遠い蓬莱の国に探しに行くことはなく、自分で「元気で長生きの十か条」を守ることであるといえます。

トレーニングの老化抑制効果

元気で長生きをするために足を丈夫にする、筋力を付けて活動をすることが効果的ですが、よく歩いたりトレーニングを重ねることがどうして老化を防ぐのに役立つのでしょうか。トレーニングの効果としては筋肉の衰え、関節の固まり、骨の萎縮、皮膚の菲薄《ひはく》化などを防ぐといった廃用症候群の予防に役立ちます。

これら廃用症候群は歳を取るとともに進行していく傾向を示し、高齢者特有の症状である老年症候群を増強しますので、トレーニングで廃用症候群を予防し、治療することは老化を

図表34　足底の刺激は前脳基底部の神経細胞に電気刺激をした場合と同様に、大脳皮質や海馬の脳血流を増やす

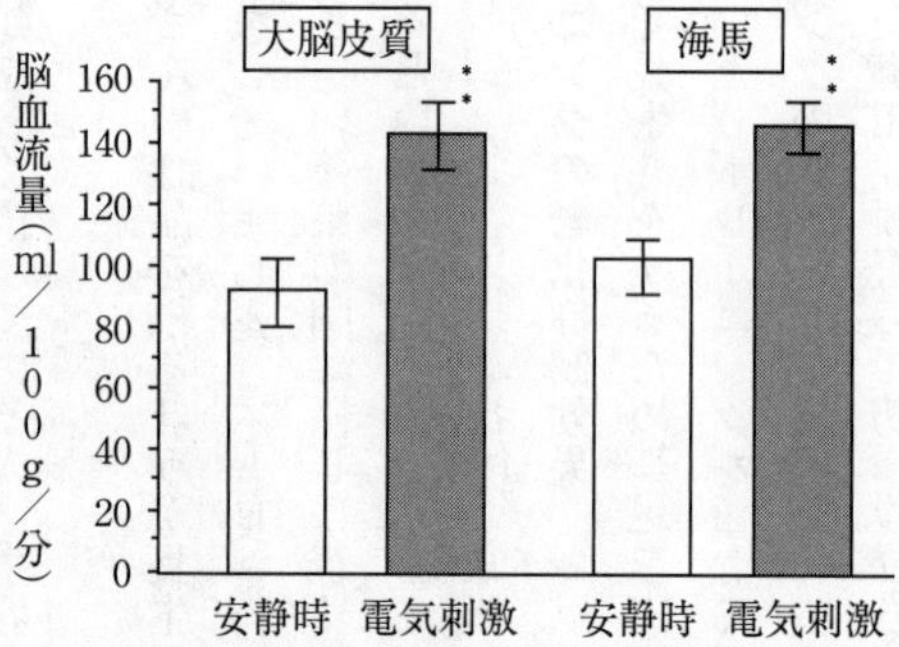

抑制する効果も示します。

トレーニング、特によく歩いて足に刺激を与えることは脳の血液の流れを多くして記憶力の低下を防ぐことに繋がります。昔から青竹を踏むと健康になるとか、足の裏にでこぼこが当たるようになっている健康サンダルが発売されているなど、足底の刺激は健康によいと信じられてきました。実際に足の裏を刺激すると脳にどのような反応が現われるのかを東京都老人総合研究所の堀田氏らは調べていますが、足底の刺激は大脳の奥にある前脳基底部から出ている血管拡張神経を活発化することが分かりました。

前脳基底部を電気刺激しますと〔図表34〕に示しますように大脳皮質や海馬の脳血流を約1・5倍も増やします。これは大脳の中心部近くにある前脳基底部から大脳の前（前頭葉）、上（頭頂葉）、後ろ（後頭葉）、下（海馬）などへと神経の突起が伸びており、運動な

どで足底を刺激しますと、その刺激が前脳基底部を介して大脳皮質や脳底海馬の血流を増やすようにと突起から指令が出されるのです。

大脳のうちでも前頭葉は感情や思考・創造・意思に関わり、海馬はもっぱら記憶や判断・知識を保存しておく部位ですので、これらの部位の血液の量を増やして細胞を元気にしておくことは大切です。前頭葉や海馬は血液不足に弱く、ネズミの実験でこれらの部位の血液の流れを数分間にわたり85%減らしますと数日後には神経細胞が集団で死んでしまい、血液の流れを1時間にわたり20%減らしただけでも細胞の一部が数日後から死に始めます。こうした血液不足に極端に弱い前頭葉や海馬の神経細胞の死を防ぐのが、体の運動や足底の刺激なのです。トレーニングの老化防止効果の一部がこのようにして明らかにされたのです。

トレーニングの脳に対する効果を示しましたが、他に呼吸器や心臓の働きを増して気管支炎や起立性低血圧の予防をしたり、静脈の流れをよくしエコノミー症候群といわれる深部静脈血栓症・肺塞栓を予防する働きもトレーニングの効果として認められています。

若い頃に肺結核にかかり、肺の一部を切除したり肺の一部の働きが悪くなっている上、タバコを吸ったり呼吸器の病気を繰り返しますと肺の弾力性が失われ、慢性的な呼吸困難に陥る病気、慢性閉塞性肺疾患となります。この場合、気道を広げるための口すぼめ呼吸や呼吸を楽にするための腹式呼吸など、呼吸器疾患用の訓練をすると呼吸が楽になりますが、それ

図表35　最大歩行速度別の死亡率（４年間）の比較

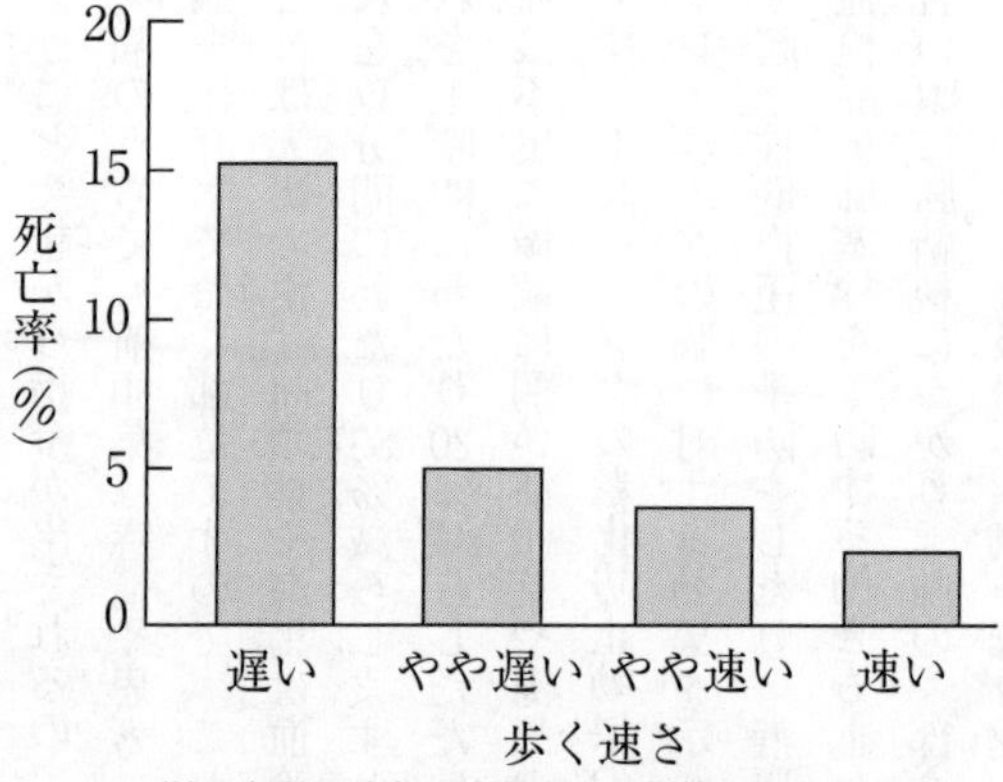

（性、年齢、病気の有無などの影響を取り除いて示した）
（東京都老人総合研究所：サクセスフルエイジングをめざして　より）

と同等に全身的なトレーニングが有効性を発揮します。呼吸器の働きを増すには全身の体力向上が欠かせないのです。

高齢者の肺炎の約三分の一は誤嚥性肺炎といわれ、ある高齢医学の専門医は高齢者肺炎の90％は誤嚥性肺炎であるともいっています。若い人に比べて高齢者は食べ物を食べてもむせることが多く、飲み込みが悪くなっています。この嚥下障害に対して舌の筋肉を強くしたり口に刺激を与えて飲み込む力を強くする方法がありますが、いくら高齢となっても現役で働いている人には嚥下障害が生じません。ですから毎日の足腰のトレーニングで若い人に負けないぐらい活躍をすることが嚥下にも大切なのです。

足腰のトレーニングで、立ちくらみといわ

れる起立性低血圧やエコノミー症候群といわれる深部静脈血栓症を防いだり治したりすることができます。足腰をトレーニングして高齢者に多い慢性閉塞性肺疾患、起立性低血圧、深部静脈血栓症を予防することは老化の進行を追い払うことになります。〔図表35〕に示すように速く歩ける人は歩き方の遅い人に比べて、死亡率が約五分の一と低くなっています。速く歩ける人は日頃からの体力があるだけでなく、トレーニングに相当する活動をしてきて、老化を遅らせているのです。

歩く速さと寿命との関係以外に歩く速さは骨折しやすさとも関係していることが分かっています。アメリカの看護師さん約3万5000人について一二年間にわたって調べたところ、214人に大腿骨頸部骨折が見られました。これらの看護師さんの一週間の歩行時間を調べてみますと4時間以上歩いている看護師さんは1時間以下しか歩いていない看護師さんに比べて骨折する割合が約六割に減り、速く歩ける看護師さんは遅い人に比べて骨折する割合が約四割に減っていました。歩行などによる全身トレーニングが、高齢者の身体機能を著しく低下させる大腿骨頸部骨折を減らしたり、老化防止効果に役立っていたのです。

生涯健康に向けて、今やるべきこと

人は誰でも歳を取り、歳とともに体力が弱り病気を生じがちとなりますが、これらのマイ

図表36　老化を遅らせるための食生活指針

1．３食のバランスをよくとり、欠食は絶対さける
2．動物性たんぱく質を十分に摂取する
3．魚と肉の摂取は１：１程度の割合にする
4．肉は、さまざまな種類を摂取し、偏らないようにする
5．油脂類の摂取が不足しないように注意する
6．牛乳は、毎日200ml以上飲むようにする
7．野菜は、緑黄色野菜、根野菜など豊富な種類を毎日食べる
　火を通して摂取量を確保する
8．食欲がないときはとくにおかずを先に食べごはんを残す
9．食材の調理法や保存法を習熟する
10. 酢、香辛料、香り野菜を十分に取り入れる
11. 調味料を上手に使いおいしく食べる
12. 和風、中華、洋風とさまざまな料理を取り入れる
13. 会食の機会を豊富につくる
14. かむ力を維持するため義歯は定期的に点検を受ける
15. 健康情報を積極的に取り入れる

（熊谷　修、他。日本公衆衛生雑誌，46、1999．より）

ナス面を少なくし、遅くすることによって生涯にわたって健康で過ごしたいものです。そのためには、「老化」という相手を知ることが大切で、遺伝的な原因や酸素を吸って生きていることが老化を進行させているのであることや人間には限界寿命のあることを知っておく必要があります。したがって、老化に１００％逆らうのではなく、歳とともに進行する老化を認めながら、その進行を抑えたり、老化に伴う病気の発生を予防することが快適なセカンドライフにとって大切です。そのために私たちが日常生活の中で「やるべきこと」は単純な二つが中心となります。それは食べる、動く、の二点です。

動くことの大切さはトレーニングによる老化抑制効果として述べました。食べることの

大切さは咀嚼力の大切さ、血液中のアルブミン値を増やすほうがよい、多くの食品を摂るほうがよい、適正な体重維持がよい、などといろいろな項で記述してきましたが、それらをまとめて〔図表36〕に示します。これは東京都老人総合研究所で熊谷先生らがまとめられました、老化を遅らせるための食生活指針です。この食生活指針は老人総合研究所で多くの高齢者を観察して得られた結果をまとめたものです。

指針によりますとまず朝、昼、夕の三食はバランスよく摂り、絶対欠食しないことが栄養不足に陥らないために大切です。続いて、肉・蛋白質に関する留意点として魚と肉の摂取は1：1とし、様々な種類の肉を食べ、動物性の蛋白質を十分に摂ることが大切といえます。油脂類に関しては摂取不足にならないように留意します。牛乳も毎日200ml、一本以上は飲むようにします。野菜は緑黄色野菜、根菜など多くの種類を毎日摂り、火を通すなどして食べやすくして量を確保します。

続いて、食事の方法については、食欲のないときはおかずを先に食べる、酢・香辛料・香り野菜を取り入れたり、調味料を使って美味しく食べる、などが大切です。健康のために和食のみ、宴会は真っ平、といったように食事の機会を限定せずになんでも食べる、宴会も楽しむ、といった食生活が大切です。

もちろん、いつもしっかりと食べられるように歯の手入れ、入れ歯の手入れを怠らず、食事の作り方や健康情報にはアンテナを高くしておくことが、食事の面で老化を遅らせる方法となります。

指針では肉類・油脂類・牛乳を勧めていますが、東京都民について東京都老人総合研究所におられた熊谷先生は①植物性食品を高頻度に摂る習慣のある高齢者、②肉・油脂類・牛乳を高頻度に摂る習慣のある高齢者、③ご飯・みそ汁・漬物を高頻度に摂る習慣のある高齢者の三群を比較しています。比較する項目としては余暇活動、創作など知的能動性が歳を取ってどの程度低下するかを見ています。③ご飯・みそ汁群に対して①植物性食品群のほうが、さらに②肉・油脂類群の高齢者のほうが余暇・知的活動を続けて新聞や本を読み、年金の手続きができて健康情報を入手できる高齢者が多くいました。

肉類をたくさん摂取して血清アルブミン値を4・3㎎/dl以上に保っている女性では3・8㎎/dl以下の女性に比べて心臓病の発生・死亡の割合が四割近くに低下することが海外の研究で明らかにされています。

また、国内の山村の調査で血清アルブミン値が4・3㎎/dl以上の高齢者は4・0㎎/dl以下の高齢者に比べて歩行速度の低下が約40%も少ないことが分かっています。

多くの食品を摂取する男性の生命予後がよいことはすでに〔図表33〕で示しましたが、摂取食品数が多い高齢者では知的能動性の低下する高齢者の割合や、社会的役割が低下する高

図表37　介入群（指針を守らせた人）と対照群との体格指数（BMI:Kg/m²）の変化

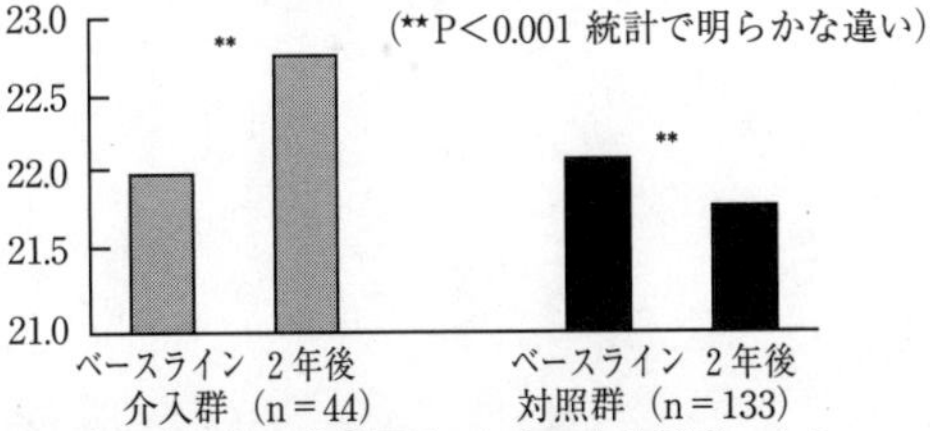

―自立高齢者の老化遅延のための介入研究―より
（熊谷　修、他。日本公衆衛生雑誌、46、1999．より）

齢者の割合が約六割も少なくなっています。

このようなデータを基に二年間にわたって有料老人ホームの居住者44人に対して〔図表36〕に沿った形で食事指導をした結果、〔図表37〕に示すように介入群では体格指数〔BMI〕が1・0近く改善しています。一方、介入しなかった133人については二年後には体格指数が低下して22を下回っていました。その他、血清アルブミン値についても四四例の介入群では明らかに上昇して平均値が4・0㎎／dlを上回っていました。介入しなかった対照群では血清アルブミン値が低下していました。高齢者は加齢に伴い体格指数、血清アルブミン値などが低下し、徐々に体力を失っていきますが食事の注意で老化を遅らせ健康的な体にしたことになります。

生涯にわたり健康長寿を維持するために適度な運動と積極的な食事とを車の両輪のような形で作用させ、食事・運動といった生きていく上での基本的な行動に留意しつつ節酒・禁煙を守ることが、生涯健康に向けて今やるべきことといえます。

■第2章■

生活の質を高め、病気と上手に付き合う方法

生活習慣病は、生活習慣の改善で治そう

歳を取るほどかかりやすい病気について、老化や遺伝子が関与する程度について述べてきましたが、それらの説明を読みますと高齢者の病気には生活の過ごし方によって発病しないようにしたり、治したりできる部分が案外多いことをお分かりいただけたと思います。日常の過ごし方が発症・進行・治癒に大きく関わっている病気を生活習慣病といいます。

病気はいずれも〔図表38〕に示すように遺伝要因、外部環境要因、生活環境要因の三要素のいくつかが、またはすべてが関与して発症するものです。病気の中には外部環境要因や生活環境要因がまったく関係しないで、生まれつき確実に発症するといった遺伝性の病気があります。

たとえば、フランスの画家、ロートレックは生まれつき骨が脆弱な骨形成不全症にかかっていたために体重が重くなり活動的となった成長期に骨折をし、その後は骨折を繰り返して身長の伸びが止まりましたが、病気をも凌ぐ努力と天性により有名な画家になったのはよく知られた話です。このように家庭環境や暮らしぶりにまったく関係しないで発症する病気、時には家族的に発症する病気を遺伝性疾患といいます。

一方、厳寒の地で凍傷にかかった、真夏に脱水症に陥った、交通事故で骨折をした、施設入所中にノロウイルスによる消化器疾患や結核菌による肺結核に感染した、といった場合は、

図表38　病気の成り立ちに関与する3要因

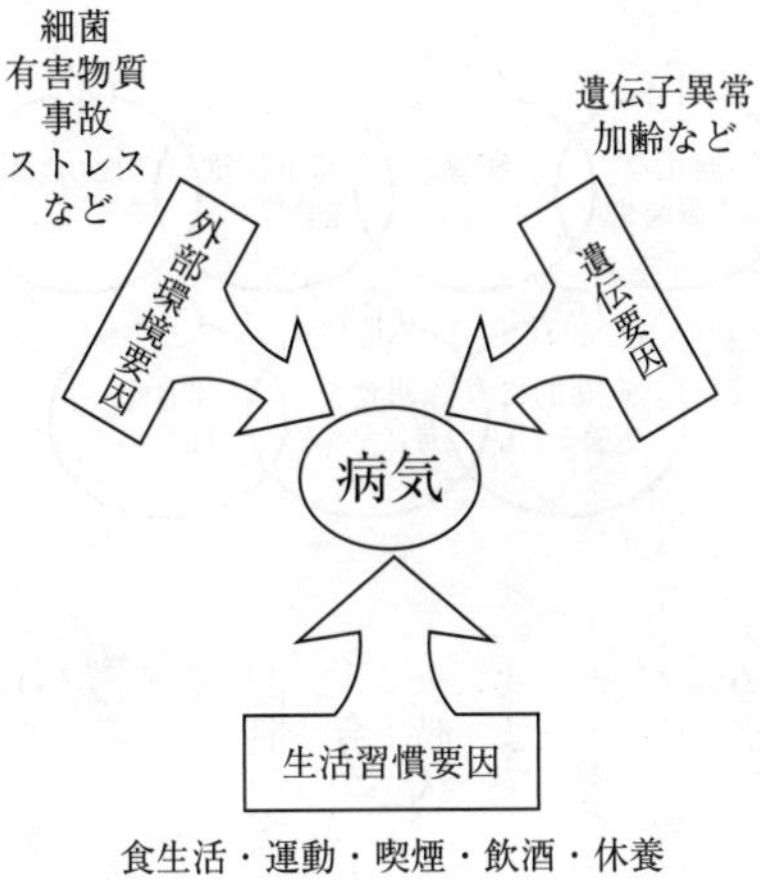

ほとんどが外部環境要因によって発症したと考えてよいでしょう。

また一方、飽食・肥満と関係して発症する痛風・糖尿病などは、食べ物の内容やアルコールの多さなどが関係していますので、日常の過ごし方が発症、進行、治癒に大きく関わっています。痛風は十八世紀・十九世紀においてすでにヨーロッパ貴族や料理人を悩ませていた飽食病で、彼らはワインとともにフォアグラや肉をお腹一杯になるまで食べた夜に、痛風発作による足趾《そくし》の痛みのために苦しみ、足を水で冷やし、なぜか効くと信じられていたオウムの血を足に塗って、もがいていたようです。

しかし、肉食の少ない仏教国の日本では痛風発症の記録がなく、第2次世界大戦前に整

図表39　ブレスローの勧める7つの生活習慣

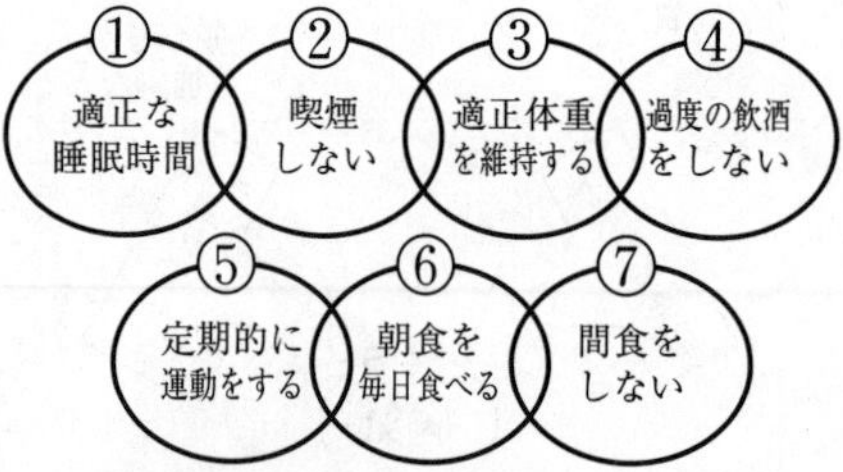

形外科医になられた先輩医師の先生方は、若いころに痛風症例をほとんど診療したことがないと述べておられたことを思い出します。ところが、飽食時代となった昭和の終わりごろから平成時代にかけては中高年男性だけでなく、三○歳代、四○歳代の壮年男性にも痛風患者が見られ、患者さんの数はだんだんと増えています。痛風は明らかに生活習慣の変化がもたらした病気といえます。

今から五○年前のアメリカでは肉が十分に食べられる飽食時代、車社会による運動不足時代となり、全国民肥満のままでは生活習慣病により国民の寿命は縮まるのではないかと懸念されました。そこで、カリフォルニア大学のブレスロー教授は〔図表39〕に示す七つの生活習慣改善策を勧めました。その後、アメリカで行なわれた大規模な健康に関するフラミンガム研究で、〔図表39〕の7項目のいずれもが健康へ大きく影響することが実証されました。

生活習慣病を防ぎ治すためにブレスロー教授の勧める生

活習慣改善策の第1に挙げているのは適正な睡眠時間の確保です。睡眠を含めて体を休ませることは、現代社会での精神的・身体的ストレスから身を守るために必要です。

第2には喫煙をしない、第7には間食をしないといった二つの禁止項目があります。日常生活を営む上で禁止ばかりされますといやになり、また法律で認められている嗜好としての成人の喫煙を、本人が危険を承知で趣味として吸っている限り、他人からは禁煙を強制できません。とはいっても、タバコが体によくないことは間違いありません。間食をしますと三度の食事をおろそかにする傾向が見られ、肥満の原因となります。禁止項目としてタバコと間食だけには留意してください。

適正体重を維持することは様々な生活習慣病予防に役立つだけでなく、健康的な毎日を送ろうとする意識づけにもなります。一方、あまりにも厳密に健康管理を実施しようと、正常な検査値からの少しの逸脱や、毎日の生活から少しハメをはずすことに神経を尖らせますと、それらは精神的なストレスに繋がり、健康によくありません。したがって、体重測定値の変化に対してはすぐに修正するのではなく、週単位、月単位で直していくぐらいアバウトに暮らしていくことも大切です。

アルコールについてはほどほどに嗜《たしな》めば健康を増進する点、タバコとは異なるところです。とはいっても、お酒に換算して毎日二合以上を飲む人は骨折しやすいなど、アルコール多飲は肝臓や脳神経だけでなく体の様々な臓器に悪い影響を与えます。運動が体にとって、また健康増進にとってよいことはすでに述べましたし、毎朝きちんと食事を摂って栄養状態をよくすることは人生八〇年時代の健康を守る上で欠かせません。

がんは生活習慣病なのか

がんを平がなで書いた場合には、体にできた悪性の腫れ物すべてのことを指します。体にはイボや脂肪の塊、こぶ、化膿した際のおできなど、様々な腫れ物ができますが、打撲した際のこぶやおできは炎症による腫れ物で、数時間から数日または数週間で炎症の消失とともに腫れがなくなります。一方、イボや脂肪の塊は簡単には消失しないばかりか年月を経ると大きくなることもあります。このように時間が経っても小さくならない腫れ物を腫瘍といいます。腫瘍の中にはイボや脂肪の塊のように、腫れているといった症状以外に体にとってなんら悪影響を及ぼさない塊がありますが、これらを良性腫瘍といいます。逆に、腫瘍の中には肺や肝臓へ転移をしたり、体力を奪って命を短くするものがありますが、これを悪性腫瘍またはがんといいます。

がんの中には日ごろから刺激に晒《さら》されやすい皮膚・粘膜などにできる悪性腫瘍、例えば皮膚癌、舌癌、胃癌などがあり、このような悪性腫瘍を癌といいます。他方、がんの中には外

図表40　非喫煙者に対する喫煙者の喫煙本数と肺癌の死亡率の比

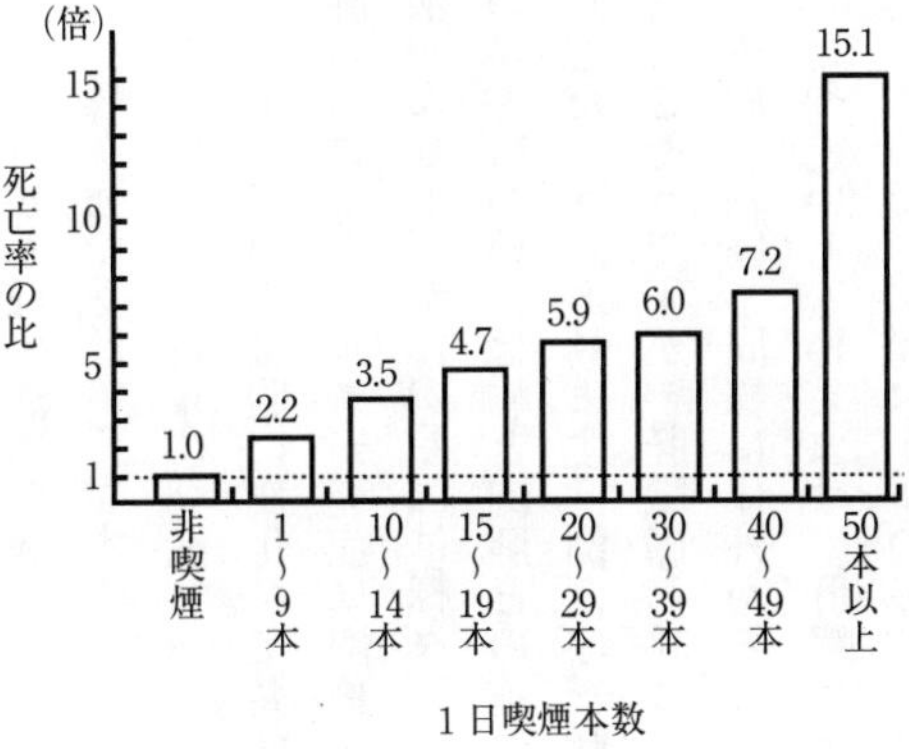

(厚生省：生活習慣のしおり、1998年)

部からの刺激の届きにくい体の奥深くの骨や軟骨に発生するもの、例えば骨肉腫、軟骨肉腫のようなものもあります。これらを肉腫といい、悪性の肉腫と癌とをまとめてがんといいます。

言葉の発音ではがんも癌も同じですが、なぜくどくどと皮膚・粘膜由来とか肉腫とかを分類して述べたかといいますと、生活習慣病としての色彩の濃いがん、肺癌、大腸癌、皮膚癌などは、外界からの刺激の多さが皮膚や粘膜の細胞を悪性化させて癌となることをいいたかったのです。

〔図表40〕は肺癌による死亡率と毎日のタバコ喫煙本数とを比較したものですが、非喫煙者に比べて一日に一〇本以内の喫煙者は肺癌の死亡率が2倍以上に、一日二〇本台の喫煙者は約6倍に、一日五〇本以上喫煙といったヘビースモーカーでは約15倍にも肺癌の死亡率が増加します。

このように、がんは生活習慣病なのか、といった問いに対しては「一部のがんは確かに生活習慣の影響を強く受けて発症する」と答えられます。

他方、がんの中でも青年に発症しやすい骨肉腫は、成長過程で細胞分裂の盛んな骨の細胞に間違いが生じて悪性細胞に変化して発症する腫瘍で、生活習慣とは関係なく生じます。また、肉腫の中にはウイルスが発症に関係するもの、抗がん剤など刺激の強い薬が発症に関係する血液がんなど、がんの原因は様々です。

多くのがんについては癌と肉腫との違いについて両者を明確に区別できますが、区別しにくいがんもたくさんあります。例えば、肝臓がんは体の奥深くの臓器にできますので肉腫といってもよさそうですが、肝臓癌と呼ばれています。肝臓はアルコールや薬を分解するといった点で皮膚や粘膜と同様に体外からの刺激が大きい臓器ですので細胞を傷めやすく、がんを発症させやすいともいえます。肝臓は体に入ってきた様々な有害物質を解毒するために集める臓器ですので、アルコールの多飲は肝臓に大きなダメージを与えます。たくさんのアルコールを飲みますと肝臓に脂肪が蓄積し、やがて肝硬変となり、ついには肝臓癌を発症してしまうのです。

図表41　アルコール消費量とがんによる死亡率の割合

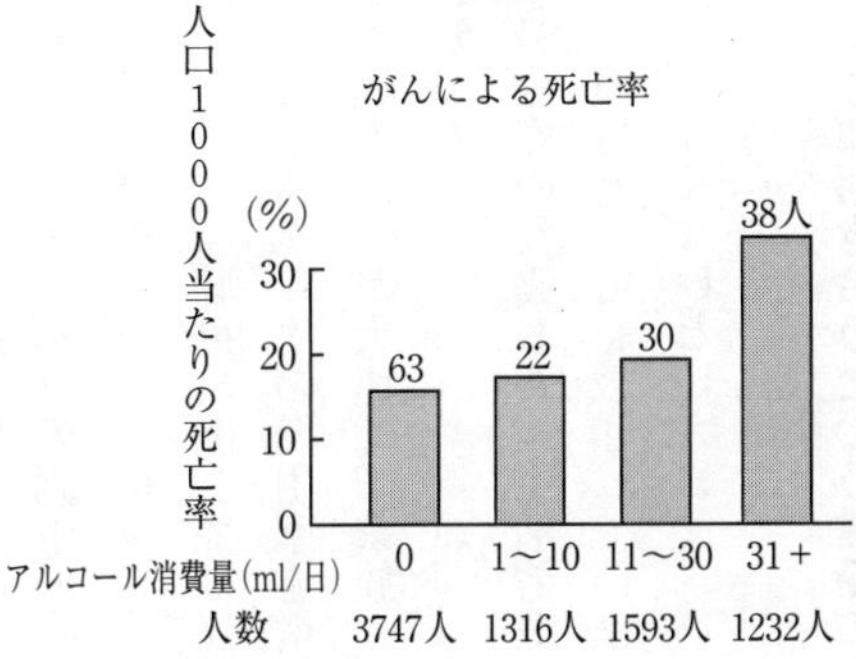

（日本医師会編：生活習慣と健康2002より）

〔図表41〕は肝臓癌を含めたすべてのがんによる死亡率とアルコールの消費量との関係を示したものですが、アルコールを飲まない人に比べて一日に31ml以上のアルコール（4％のビールに換算して大瓶一本以上）を飲む人は、がんによる死亡率が2倍に増えています。多量のアルコールを飲み続けた場合、最も多く発症する肝臓癌以外に、アルコールの刺激により食道癌や胃癌を発症させやすくなります。

アルコールとタバコとのいずれを最初に止めようかと考えている人に対して、こんな研究があります。両者の嗜好の間で食道癌の発生率を比較した研究によりますと、酒を飲まない人に比べて一日一・五合未満飲む人では食道癌の発生危険率が数倍に増え、一・五合以上飲む人では10倍以上に増えています。一方、タバコを吸わない人に比べて一日に一九本以下吸う人では食道癌の発生率が2倍程度、二〇本以上吸う人では3倍程度に増えていました。食道癌に関してはタバコよりもアルコールのほうが発生率を高くしますが、アルコール・タバコの両者の嗜好を有する人では食道癌の発生率が30倍以上にもなっていますので、食道癌を防ぐにはまずアルコールを、続いてタバコを止める必要があります。

とはいっても、肺癌に関してはタバコが発生率を確実に上げ、タバコを吸わない同居配偶者に対しても様々な癌の発生率を増加させますので、総合的に見ますとアルコールを止めるよりも禁煙のほうが大切で、家族や他人のいるときはタバコの煙を流さないといった分煙対策が必要です。

厚生労働省の監修した「生活習慣病のしおり」には胃癌、大腸癌、乳癌、子宮癌も生活習慣病の一項目として記載されていますが、これらの癌についても生活習慣の改善で予防できる側面が少なくないといえます。

病気と上手に付き合うという言葉の意味

人は誰しも天寿を全うするまで健康でありたいのですが、遺伝的な要因であれ、環境要因であれ、また不適切な生活習慣であれ、何らかの原因で病気は忍び寄ってくるものです。厚生労働省は、国民の何パーセントの人がどのような症状に悩んでいるかについて、多くの人

図表42　病気の3段階の予防法を日常生活に取り入れて病気と上手に付き合う方法

一次予防	二次予防	三次予防
適正な食事・運動・休養で健康的な生活を送り発病を予防する	健診などで早期に病気を発見し、軽いうちに治療する	病気にかかったら治療とともに機能回復・機能維持・再発予防などをはかる

から聞き出して発表しています。

この国民生活基礎調査の有訴率を見ますと、国民の約三分の一が、また六五歳以上の高齢者では約半数もが何らかの症状を訴えていました。国民が悩んでいる諸症状を病気にまで持っていかないために①病気から遠ざかった体を作る、②病気を早く発見して軽いうちに治す、③病気にかかったとしても病気によって体の具合を悪くしない・再発を防ぐ、といった三段構えで病気と上手に付き合うことが必要となります。この三段階を病気の一次予防、二次予防、三次予防といい、イメージ図としては〔図表42〕のようになります。

病気と上手に付き合う方法の第1は病気と疎遠な体に保つことで、それは健康維持の三要素、食事・運動・休養を大切にすることにより達成できます。

食事については①蛋白質をたくさん摂って全身を巡る血液の中の蛋白質量を多くする、そして②一日に30種類といわず、もっと多くの種類の食品を食べて体内のミネラル・栄養素を潤沢にする、③ブレスローの勧める七つの生活習慣の一つである毎日朝食を摂る、といった①②③の三つを実行します。さらに細かな注意点としては、腹六分目ぐらいにする、どのような種類の肉も万遍なく摂りますが、やや魚を多めに摂る、和・洋・中華の食事を選り好みせず、宴会などでは積極的に食べる、といった食生活が健康長寿に役立ち、病気と疎遠になる食への付き合い方といえます。

運動についてはスポーツ外傷、スポーツ傷害を伴いがちな激しいスポーツよりも安全性の高い低強度な運動を、それよりも日常の活動性を高く維持する生活習慣を毎日実施することが望ましいです。そこで、毎日の散歩、庭や家の手入れ、旅行など、戸外で活躍できる趣味としての生活習慣が病気から体を遠ざける低強度な運動となります。

健康維持の三要素の最後、休養については様々な方法で心と体を休めることが健康増進を図る上で大切です。仕事中のひと休みから週単位の休暇・バケーションに至るまで体の休め方は様々で、趣味やスポーツも心の休養の一つになることを知っておいてください。

病気の二次予防とは高血圧が続いて脳や心臓の血管が傷んできた、糖尿病が潜行していて気がついたときには視力や腎臓の働きが低下していた、といった状態に陥る前に病状を把握して早く治療を開始したり、日常生活の改善で予防策を立てるといった方策を指しています。

このために、国や各地方自治体、企業、学校では健康診査をしていますので、機会があれ

図表43　総コレステロール値の低い方が高い方より死亡率が高い

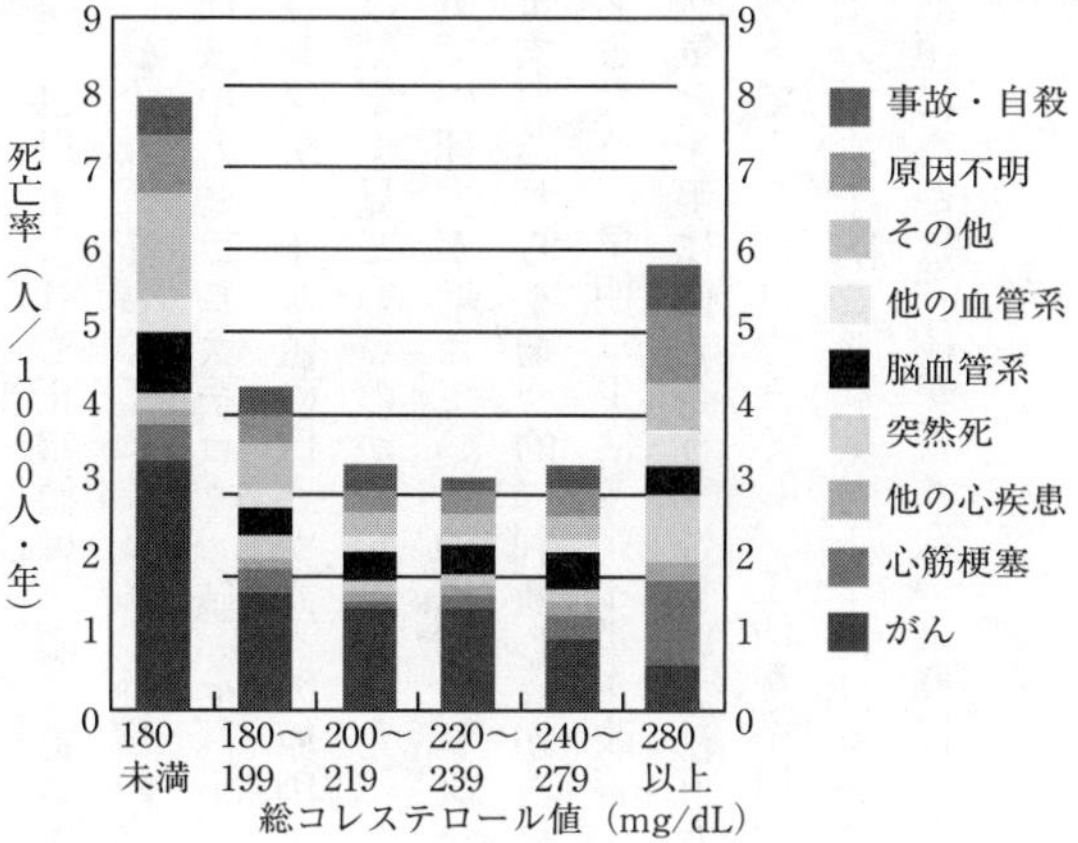

（調剤と情報　7（9）臨時増刊号　2001年　じほう社より）

ば健康診査を受けて、軽いうちから病気を把握しておくことが大切です。といっても健康診査での検査値に敏感になり過ぎるのは逆効果となりますので要注意です。

たとえば、血液中の総コレステロール値が高いと動脈硬化となって脳卒中や心筋梗塞の原因となるとの知識というより恐怖心から、高コレステロール血症と判明した途端に総コレステロール値を低下させようと肉や牛乳を一切口にしない人がいます。総コレステロール値が高いのは体にとってよくありませんが、低すぎるのは体にとってもっとよくないことを〔図表43〕は述べています。

血液中の総コレステロール値が200〜279mg／dlといった正常範囲内かそれより少し高い値では死亡率が低いのは当然ですが、

280㎎／dl以上と非常に高くなるよりも180㎎／dl以下と低めのほうが死亡率は三割前後も上昇していることが分かります。また、総コレステロール値が正常値の上限である220㎎／dl以上よりも正常値の下限である199㎎／dl以下のほうが死亡率は高くなりますので、様々な肉を含めてたくさんの種類の食品を腹六分目に食べるのがよいといえます。

血液中の総コレステロール値が低い人では高い人に比べてがんで死亡する人が多いのは、総コレステロール値の低さが元々の原因となっているというよりは、がんが潜在していたという結果を見ているのかもしれません。しかし、総コレステロール値の低い人に脳血管系の病気での死亡が増えているのは、コレステロールの減少が血管を弱くしているためと考えられます。これらを総合的に判断しながら検査値を参考にして健康長寿達成のために早期治療をするなり、早期に生活スタイルを改善することが大切といえます。

病気と上手に付き合う三つ目の方法としては、たとえ病気になっても体の具合の悪さが残るのをできるだけ少なくし、生活が不自由にならないような病気の三次予防をすることです。病気の三次予防こそ病気と上手に付き合う真骨頂といえますので、再発を防止し、短期間での治癒に心がけ、体が萎えないようにリハビリテーションを行ない、目的を達してください。

医師が教える、医師との上手な付き合い方

私は医師になって四〇年を過ぎていますが、医療職として仕事に携わっている間は、患者さんに対して「付き合っている」といった実感はありません。したがって、医師から見て上手に付き合う、下手に付き合うといった感覚は外来診察や入院ベッドサイドの場面では生じません。

しかし、患者さんから見れば医師と上手に付き合って、少しでも自分の病気をよく理解してもらい、よい治療をしていただきたいと願うのは理にかなったことです。それらの願いを医師としては理解できますが、患者さんと1対1で対峙した場合の医師は、自分の持っている最大限の知恵を絞り経験と照らし合わせて診断をし、治療方法を患者さんに提示していま す。そして、15分後に次の患者さんを診たとき、また30分後にさらにその次の患者さんを診たときには、それぞれの患者さんに対して最大限に知恵を絞り経験に基づいて病気を治そうとします。その過程で患者さんが上手に付き合っているか、下手に付き合っているのかといったことはまったく意に介しません。

このように患者さんの気持ちが入り込めないほど病気の診断・治療は難しく、医師は患者さんが戦おうとしている病気に対して、最大限の力を振り絞りながらも多少なりともお手伝いしているのが医療現場なのです。

図表44　患者力をつけて医師と付き合う

1、医師の気持ちは患者の気持ちを反射して現われるので、まずは医師を信頼

2、理解度・知識に応じて説明されるので、あらかじめ調べておき、しっかりと聞く

3、自己責任で治療法を選ぶ

4、他医に受診したい・したを正しく伝える

5、気になることは全て話をする

病気に対して戦うのは患者さんで、その戦友としての医師から見て患者さんに対しては患者力を高めていただければ助けやすいような気がします。患者力とは〔図表44〕に示すように、患者さんが真摯に病気に立ち向かって戦っていくといった姿勢をしっかりと持っていることを指します。病気に立ち向かおうとすれば、病気や体のことをある程度知っている、医師の説明などをしっかりと聞こうとする、などの様子が見られます。医師は患者さんの理解する程度や知識に応じて説明をして納得をしてもらおうと努力します。

今、医師は患者さんに対して治療をする際に説明をして同意を得ることが必須の条件となっていますが、せっかく同意を得ても説明が難しくて理解できていなければ何の役にも立ちません。したがって、医師は患者さんの理解度・知識を推察しながら患者さんに合わせて説明しますので、後は自己責任で治療法を選択し、

気になることは何でも問いただし、他の先生に再度診てもらいたければきちんとお願いして資料や紹介状をいただくことも患者力アップによる医師と上手に付き合う方法といえます。

このような医師・患者の関係はお互いに信頼し合っていることにより生まれますので、まずはかかっている医師を信頼して医師の心の鏡に自分の信頼を反射させて医師から信頼される患者になることが医師との上手な付き合い方といえます。

雑誌などで推奨している外来受診のコツとして、先生に質問したいことをメモしておく、とあります。そのメモについては、自分のかかっている病気の診断と治療に限ってと範囲を決めておくことが大切です。多忙な外来診療でも医師は患者さん一人ひとりの病気に対して正確な診断と考えられる治療法を提示して患者さんとともに病気に立ち向かおうとしますが、患者さんの医学に関する知識欲を満足させるほどの時間は外来診察の場で割けません。

私が若いころにテキサス大学内科骨代謝学教室に留学していたときに、骨の病気を持ったアメリカ人の患者さんを多く診察していました。そのときに感じたことはアメリカの患者さんたちは科学的な知識が豊富なことです。病気の説明・治療の選択肢を示せば、それらをよく聞き、理解して、自分の受けたい治療について明確な意思表示をしていました。

これら医師と患者さんとのやり取りをそばに座ってタイプを打っている医療秘書が逐一文章化して、医師は診察後に文章を読みサインをすればよいのですが、この診察では医師・患者間での上手な付き合いはなく、ただお互いが信頼し合って契約に基づいて医療が実施されるといった状況でした。日本の医療もこのような方向に向かっていくものと考えています。

薬の常識・非常識

薬は医療の根幹をなすもので、病気の治療は基本的に薬によるかメスによるかの二つしかないのです。英語で医学のことを表わすメディシンには医学以外に薬、医師、内科といった意味があります。一方、メスを用いる外科医を英語で表わすサージャンには軍医や船医という意味もあって、外科医は荒々しいイメージの言葉でできています。

アメリカなどでは外科系の専門医のほうが高給取りといわれていますが、本来の医学では薬を用いる内科系の医師とともに薬の意味をも表わすメディシンのほうが医学・医療の中心に位置していたのです。日本でも観音様に薬師観音はあっても医師観音がないように、薬や薬物療法は健康を願い病気を治す救世主と位置づけられているようです。

では薬はどのような働きをするのでしょうか。医師や薬剤師は薬を消炎鎮痛剤や抗生物質、向精神薬などと効能にしたがって分類していますが、患者さんにとっては命を救ってくれるか、痛みを除いてくれるか、といったように体に対してどのような効果を現わすのかが大切となります。

図表45　患者さんの立場から見た薬の分類

1)	命を救う薬	輸血、輸液、抗生物質、インスリン、昇圧薬、降圧薬の一部、ステロイド、冠動脈拡張薬、急性膵炎治療薬など	急性疾患の治療薬
2)	苦しみを和らげる薬	鎮痛薬、睡眠薬、下剤、止痢薬、胃腸薬、解熱薬など	対症薬
3)	病気による機能低下を防ぐ薬	抗パーキンソン病薬、抗コリン薬（頻尿治療薬）、甲状腺疾患薬、抗喘息薬など	
4)	慢性疾患の予防・予後を良くする薬	降圧薬、高脂血症治療薬、糖尿病薬、抗不整脈薬、抗がん薬、骨粗鬆症治療薬、尿酸生成阻害薬、血小板凝集阻害薬など	

そこで、患者さんから見た薬の分類を〔図表45〕に示しました。まず、命を救ってくれる薬の仲間としては、出血や大量の下痢などに際して輸血をしたり輸液をすることは救命に繋がります。また、重症感染症の切り札である抗生物質、血圧が非常に上がったり下がった場合の降圧薬・昇圧薬、心筋梗塞や脳卒中の初期に使われだした血栓溶解薬、そして一般的に生理機能の低下時に用いられるステロイド薬などは命を救う薬に属します。痛みを除く鎮痛薬、不眠に対する睡眠薬、便秘に対する下剤、下痢に対する止痢薬、腹痛や高熱に対する胃腸薬・解熱薬は苦しみを緩和してくれる薬に属します。これらの薬の作用は症状を和らげるだけで病気を根本的には治しませんので、対症薬といいます。

体が緊張しすぎて筋肉が固くなる、膀胱が小さくなる、気道が狭くなる、などを治す薬として抗パーキンソン病薬、抗コリン薬、喘息治療薬などがあり、甲状腺機能亢進症に対しては甲状腺疾患治療薬を投与します。これらの薬は体の働きを変化させる薬といえます。その他、長期間にわたり病気をコントロールする降圧薬や糖尿病治療薬、骨粗鬆症治療薬、痛風治療薬などは慢性疾患に対する治療薬といえます。

今、内服している薬がどのような作用をしているのかを見極め、毎日服用すべきか、体調によって少しは休薬してよいのか、症状が治まったので薬を中止してよいのか、などは常識として知っておいたほうがよいと言えます。

健康維持・増進作用のある薬については、少しの期間は飲むのを休んでもよい薬や症状が治まれば休薬してよい薬の仲間に入ることを知っておいてください。それは、良薬口に苦しといわれますように薬には様々な弱みがあるからです。

薬の内服量と血液中の有効量、中毒量、致死量との関係を〔図表46〕に示しました。薬には〔図表45〕のような分類方法がある一方、〔図表46〕に示すように普通薬、劇薬、毒薬とに分類する方法もあるのです。人の病気を治して健康を回復するといった薬と、命をも奪いかねない毒薬とが同じ薬の仲間とは想像もつかないかもしれません。

しかし、薬の一覧表を眺めてみますと緑内障に用いる硫酸アトロピンの粉末は毒薬、麻酔時に筋肉を軟らかくするサクシン注射液2％は毒薬などと黒々としたマークがついていま

図表46　毒薬・劇薬と普通薬との違い

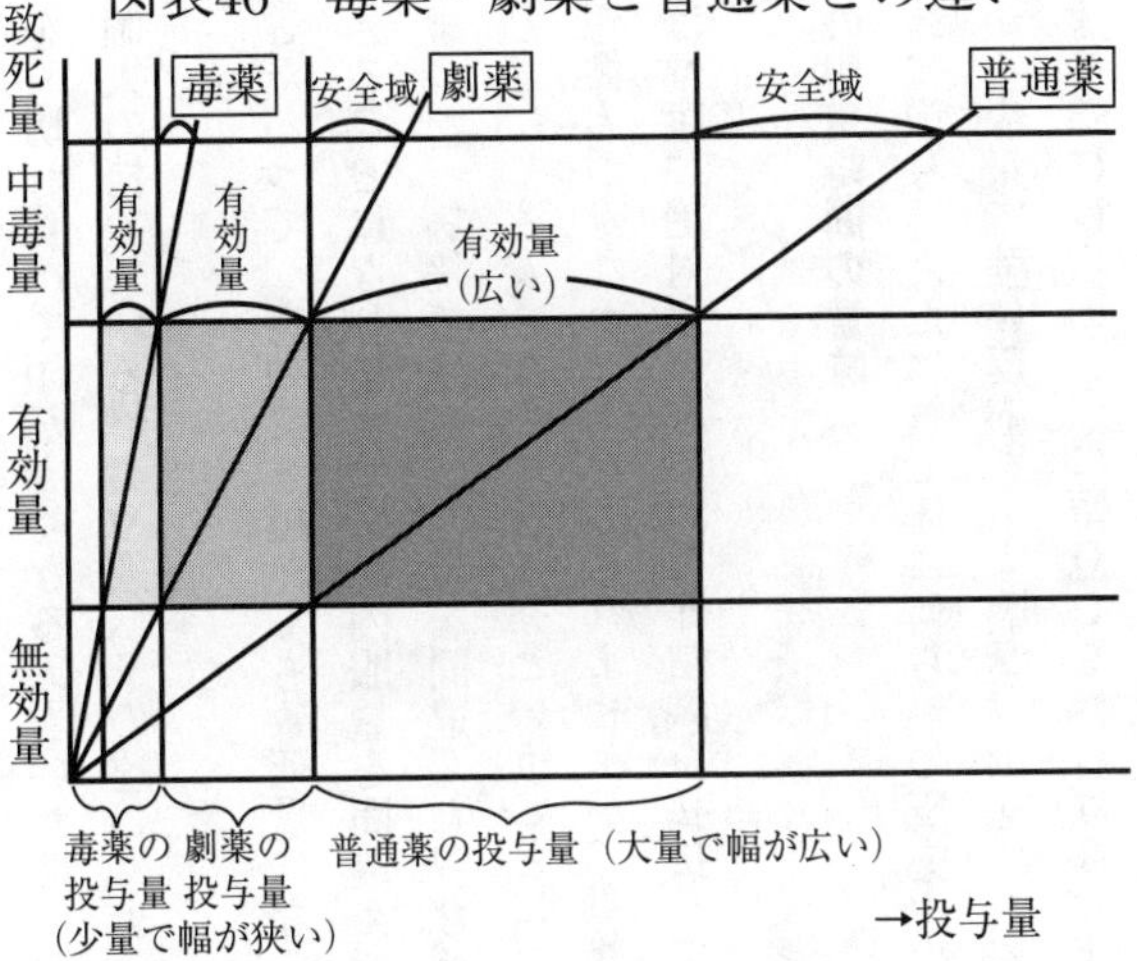

す。劇薬はさらに多くあり、それを示す印がつけられ、狭心症を治すニトロダーム、降圧薬のアムロジン、アダラートなどには劇のマークがついています。

普通薬、劇薬、毒薬の内服量と有効量、中毒量、致死量との関係を見ますと、毒薬では少量の内服で有効なのは助かりますが、もう少し内服量が増えますと中毒量となり、すぐに致死量に達してしまいます。その点、普通薬ではある程度の量を内服しないと有効量に達しませんが、有効量の幅が広いために人によって多め、少なめといったさじ加減ができます。そして中毒量の幅が広く簡単には致死量に達しないといった点で安全域の広い薬です。

薬は人によって非常によく効く人と効き方

の弱い人がいます。アルコールも薬の仲間ですのでアルコールを例にして述べますと、奈良漬を一切れ食べて顔が赤くなる人もいれば、お酒を一升飲んでも素面《しらふ》の人もいるように、個人個人の持っている酵素や遺伝子の違いによって薬の効き方がアルコールのように違うのです。

したがって、有効量を越えても致死量になるまでの安全域が広い薬のほうが安心して服用できることになります。薬の内服量を間違えて一日に一度だけ飲む薬を一日に三度も飲んでしまった、病院で注射薬の量を間違えた、などといった話をしばしば聞きますが、このようなときにでも安心なのは普通薬ということになります。

想像もつかなかったかもしれませんが、薬と毒とは同じ物もあるといった常識を身につけ、薬は健康に絶対よいといった非常識を払拭して、薬と正しく付き合ってください。

薬の服用時間の意味

体に取り込んだ物質で体に何らかの反応を生じさせるのが薬で、薬には反応の少ない普通薬から少量で強い反応を示す劇薬、毒薬に至るまで様々な物質があります。これらの薬を服用する際には次の二点に留意しなければなりません。

第1点は薬が体内に取り込まれる際に胃や腸でどの程度溶けて吸収されるのか、体内に吸

図表47　服用時間からみた薬の6つのタイプ

服用時間	服用時間の意味	主な薬
食後	食事後およそ30分まで	多くの薬
食前	食事前およそ30分まで	糖尿病治療薬
食間	食事後およそ2時間	骨粗鬆症治療薬
頓服	必要なとき、頭痛など症状が出たとき	鎮痛薬
時間ごと	食事に関係なく6時間ごと、8時間ごとなど	抗生物質
就寝前	就寝前およそ30分まで	睡眠薬

収されたのち肝臓で分解されたり尿に出ていくスピードはどの程度なのか、これらの結果何時間ぐらい血液中に有効量としてとどまっているのかなどに気をつけます。

第2点は薬が体内でどのような作用をするのかで、薬は私たちが希望する作用以外に様々な働きをすることを知っておくことが大切となります。この点に関しては薬の作用と副作用の項で述べるとして、ここでは薬が体内でどの程度有効量としてとどまっているのかについて述べます。

できるだけ薬を効かそうと大量の薬を内服することもありますが、大量の薬は体内に入っていく第一関門である胃腸の粘膜を爛《ただ》れさせたり、傷つけてしまうことになります。例えば、バファリンは痛み止めや解熱剤としてよく飲まれていますが、主成分はアセチルサリチル酸ですのでバファリンを3錠内服した場合は胃の表面に1グラムの酸を振りかけたことになり、胃粘膜の表面は炎症を起こし胃炎・胃潰瘍が生じやすくなります。このことから、多くの薬は胃酸がたくさん分泌していて食べ物もまだ胃の中に残っている間に内服します。

このように薬を胃液や食べ物の中に分散させて胃粘膜を爛れさせないようにするため、薬は食後30分で飲むようにとされています。その場合、食後きちんと30分経ってから飲む必要はなく、〔図表47〕に示すように食後およそ30分までに内服してほしいと希望しているのです。

食事前およそ30分までに内服といった食前薬については、体内での薬の量が増えた時間に合わせて食事をすると血糖値が著しく上昇しないといった配慮から生まれた薬です。骨粗鬆症治療薬の中には朝食30分前に水とともに内服をして30分間は何も食べず、横にもならないでほしいという薬がありますが、これは水で薬の吸収率を高めることと横になって胃から食道へ薬が逆流して食道を傷めないための配慮です。

食間に内服する薬は食事中のカルシウムなどと結合して薬の効力を弱くさせないためで、睡眠薬は睡眠導入時に有効となるように就寝前に服用します。体内の細菌を殺す抗生物質は血液中に高い濃度を二〜三日間維持するために6時間ごと、一日四回などで内服します。頓服薬は症状に応じて用います。

図表48　車の運転・機械の操作前に服用を控えたい薬

１、神経の働きを抑える薬：向精神薬、抗不安薬、抗うつ薬、パーキンソン病治療薬、抗てんかん薬

２、脱力などの副作用のある薬：降圧薬、利尿薬、抗ヒスタミン薬、消炎鎮痛薬、筋弛緩薬

３、かぜ薬：せき止め、鼻みず止め

４、抗アレルギー薬

＜安全な薬＞　制酸薬、整腸薬、抗潰瘍薬
気管支拡張薬、高脂血症治療薬

薬をよく効かせ病気を治すために服薬時間に工夫がなされていることについて述べてきましたが、薬を病気の治療目的ではなく別の目的で服薬時間を調整しながら服用することもあります。たとえば、競技会でよい成績を出すために筋力アップを図ったり、精神的な安定を願って薬を服用するといったことは、ドーピングに抵触し選手生命を失いかねませんが、同様の目的で小学生が学習塾の途中で、また大きな試験を前にして精力増強・健康増進ドリンクを飲んでいるといった話を聞きます。これらのドリンクがどの程度の効果を示すのかは分かりませんが、精神的な満足が得られてよい成績を残せるかもしれません。

薬の服用を避けたい時間・状況の代表として車の運転、機械の操作などを行なう前が挙げられ、薬の副作用でぼんやりしますと大きな事故に繋がりかねません。飲酒運転で事故を起こすと重い罪に問われますが、

睡眠不足・過労・薬の服用による副作用のいずれでも運転に適さない状態での自動車運転ということになり、事故を起こした場合は飲酒運転と同等の罪に問われます。

〔図表48〕に示すように運転前に控えたい薬として、向精神薬、抗不安薬、抗うつ薬、パーキンソン病治療薬、抗てんかん薬など神経の働きを抑え、眠気を生じさせたりぼんやりさせる薬が挙げられます。運転前の内服には慎重であってほしい薬の二番目として血圧が下がり過ぎるといった副作用がある降圧薬・利尿薬、ぼんやりするといった副作用のある抗ヒスタミン薬・消炎鎮痛薬、副作用として脱力の見られる筋弛緩薬などは、運転に支障をきたす薬といえます。同様にかぜ薬、抗アレルギー薬なども、ぼんやりするといった副作用が心配な薬です。

運転前に内服しても何ら問題のない薬として、制酸薬、整腸薬、抗潰瘍薬、気管支拡張薬、高脂血症治療薬などがあり、これらの薬を飲まないで体調を崩しますと、運転が事故に繋がりますので、きちんと内服して運転をするとよいでしょう。

このように薬の副作用を想定して運転時の注意を述べましたが、副作用は思わぬところで出現し、それが病気の本質から来るものか副作用によるものかが判然としない場合がありま す。

たとえば、インフルエンザに用いるタミフルの内服で子どもが家から飛び出して転落するといった強迫感が副作用として問題になっています。最近になって他のインフルエンザ治療薬でも強迫感で転落したといった事例が出てきていますし、強迫感はインフルエンザの神経症状の一つでもあるのです。強迫感がインフルエンザ由来であればタミフルを使って早く治すことが大切で、薬の副作用ならば薬を控えることが大切と、まったく逆の対応となりますので、薬による随伴症状らしき症状が出た場合は早く医師に報告し、多くの症例で検討する以外に方策はないのです。

薬の処方量は

医師が薬を処方する量は、薬ごとに定められた投与量にしたがっています。では、薬の投与量はどのようにして決められるのかについて説明し、またどのような場合に投与量よりも多く処方したり、少なく処方するのかについても述べます。この説明により、患者さんが薬の飲み方をより深く理解して、ゆとりを持って安心して薬を服用していただけるものと考えます。

飲み忘れた場合に次の薬を二回分まとめて飲んでよいのかどうか、このようなことを考えるのは面倒だからいっそのこと薬の内服を止めてしまおう、といったことがないようにしたいものです。薬の服用が面倒であるといった理由で、心臓病の薬を自分の判断で中止したため心不全になって入院する患者さんが多く、また骨粗鬆症にかかっていても約八割の患者さんが薬を飲まず、大腿骨頸部骨折を生じる患者さんの数が年ごとに増えています。

このように薬に対する理解不足からくる病気の重症化や新たな病気の発生を少なくするために、まず薬の投与量はどのようにして決められているのかについて述べます。

私は約三〇年前から痛み止めの薬、続いて関節リウマチを治す薬、その後は骨粗鬆症治療薬の開発から実際に患者さんに使われだした後の、効果・副作用の様子について研究するグループに加わってきました。研究課題は国内外で開発された薬理作用のある物質を人に飲んでいただいた場合、どの程度の量であれば副作用がなく効果を発揮するのかを、動物に投与したデータを基にして試しに人に投与をするのですが、これを薬の治療研究といいます。

人への投与をする前に薬を何千匹というネズミに投与してわずかでも奇形の子どもが生まれてこないか、どの程度まで投与量を増やした場合に胃腸障害が出現したり肝臓が悪くなるかなどを調べます。効果について鎮痛薬の場合にはどこまで投与量を減らしても痛みを止められるかを見ます。動物実験の結果を基に〔図表49〕に示すように人に対して最大の効果が現われ、最小の副作用を示す投与量を探します。

まず、狙いをつけた3種類ぐらいの処方量を二週間程度飲んでいただく第1相試験を行ない、続いて3種類の投与量を多くの人に飲んでいただき効果と副作用の多さとを比較する第

図表49　薬の処方量を決める要因

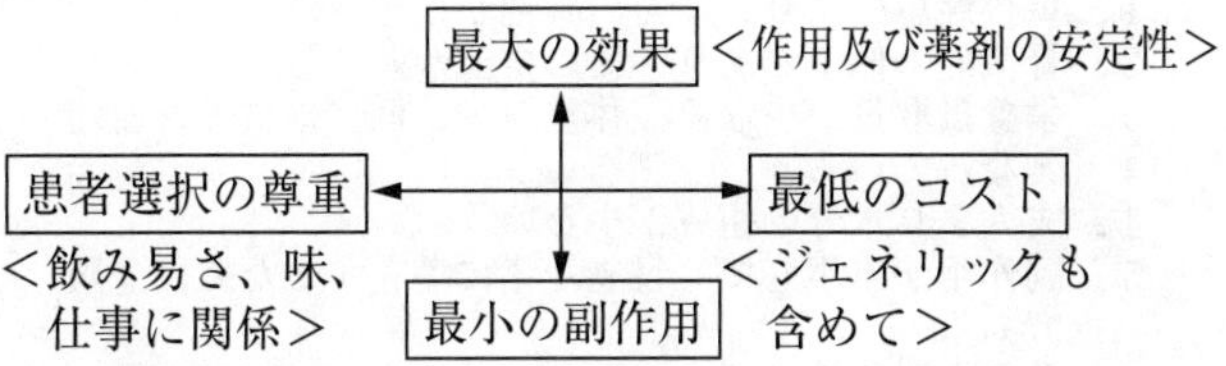

2相試験を行ないます。さらに副作用が少なく最大の効果を示す処方量と、偽の薬やすでに効果の確認されている薬とを比較して作用・副作用を最終確認します。

　このようにして処方量の定められた薬は、効果に見合うコストであるのかの検討もされます。いよいよ治療薬として薬を患者さんに投与する際、〔図表49〕に示すように患者さんには同じ効果のある薬について様々な角度から説明し、いずれかを選択していただき処方します。

　薬の処方量を決める際には効果と副作用とのバランスを十分に考えた上で決定します。したがって、医師は患者さんの状態を見ながら薬の処方量を減らしたり増やしたりしますが、それを「さじ加減」といいます。

　たとえば、痛風発作のために足の趾《ゆび》が強く腫れ、激しい痛みを伴っている場合は、最も強い痛み止めの薬を二〜三日間にわたって2倍の処方量で飲んでいただくことがあります。強い痛み止めの薬を通常の処方量飲むだけでも胃腸障害などの副作用が心配さ

図表50　高齢者に処方量を少なくする理由

1．重複疾患により、多くの薬剤が投与されている
2．腎機能の低下があり、薬の排泄が遅れる
3．栄養摂取量が少なく、体重減少、低アルブミン血症となっている
4．成人より水分の組成が少ない
5．副作用が出現しても目立たずに潜在するために危険である
6．患者の服薬管理能力が低下している

れますが、いくら痛みが強いといっても患者さんに2倍量もの薬を飲んでいただいている間は、副作用で胃潰瘍になっていないかなど医師が胃潰瘍になるほど心配します。薬の副作用もなく足の趾の腫れも少なくなって再受診されたときの医師の嬉しさは喩《たと》えようがありません。

このように処方量以上での治療は、関節リウマチの痛みを取る、肺炎を治す、腎疾患によるむくみを取る、血圧を急に下げる、など様々な場面で行なわれます。

一方、投与量の削減についてはあまり強く効かなくてもよい、副作用が出現しそうだなどの場合に行ないます。たとえば化膿巣の腫れや痛みが減少してきたので再発予防のための抗生物質、強い痛みがなくなったが作業をしやすくするための痛み止め、などでは処方量を減らして薬を飲んでいただきます。これは、動脈硬化・糖尿病・高血圧などについてもいえますが、これら生活習慣病では、処方量を減らして弱い効果の薬物療法を続けるよりは生活習慣の改善で治したほうがよいという医師もいます。

また、少ない投与量の抗生物質は、その環境下で生き続ける細菌に抵抗力をつけて薬を効かなくしてしまう、といったことが問題になりますので、どの薬も投与量を減らせばよいというものではありません。

副作用が心配なために薬の処方量を減らしたほうがよい場合として、患者さんの体重が少ない、肝臓や腎臓の働きが悪い、高齢者である、といったことが挙げられます。〔図表50〕に示すように高齢者は多くの病気を持っていて多くの種類の薬を飲んでいることが多い、肝臓・消化器・腎臓の働きが弱い、低栄養で体重が少ないことが多い、などが処方量を減らす理由になります。その他、高齢者は体の組織に占める水分が少なく脂肪分が多いために水に溶ける多くの薬は体内での濃度が高くなり効き過ぎる、服薬管理能力が低い、なども考慮して処方量を減らします。

薬の飲み合わせによる副作用

本来、人間は健康体であり、薬で治療しなければならない病気は、稀にしか生じない特殊な状況であるといえます。したがって、薬で治す場合には、1種類の薬を短期間服用して体を健康体にした後は薬の内服を止める、といった考えで薬は開発され投与されてきました。このように多くの医療においては薬を一定の有効期限内に一定の処方量で与えますが、漢方薬だけは昔から長期間かけて投与して体質を改善するといった薬の使い方をしています。

ところが、最近になって効果的な薬の出現で多くの病気を治せるようになり、完全に治らずとも薬でコントロールする状況で長生きできる人が増えてきました。この人が別の病気にもかかってしまいますと2種類の薬を内服することになります。さらに膝の痛みを少なくして社会で活躍していただくために痛み止めの薬を内服する、高齢者の介護原因として多い骨折を予防するために骨粗鬆症治療薬を内服する、といったように何種類もの薬を飲む高齢者が増えてきています。

私も外来診察で患者さんの病名をできるだけ少なくし、内服薬を極力減らそうと努力をしているのですが、むくみがある、夜眠れない、膝が痛い、などの理由で飲んでいた薬を中止しますとむくみ・不眠・膝痛が強くなる例が多く、これらの症状に加えて糖尿病や高血圧の薬を中止できず、すぐ数種類の薬を併用していただくことになります。

その結果、〔図表51〕に示したように血管内で血液が固まって心筋梗塞が再発してしまうのを予防しようとアスピリンを飲み、一方では痛み止めのためにインドメタシンを内服していますと、薬の吸収率が低下して痛み止めの作用が少なくなってしまいます。また、血管内に血栓を作らないようにとワルファリンを内服している人が、骨を強くしようとグラK（ケー）という薬を内服しますとお互いの作用が相殺し合って効果を低下させます。逆に、ワル

図表51　飲み合わせのよくない薬の例

【薬効低下】
アスピリン+インドメタシン〔吸収抑制〕
【出血時間延長】
ワルファリン+サリチル酸（相乗）
【排泄促進】
アスピリン+重曹（腎のはたらき）
アスピリン+ビタミンC（腎のはたらき）
【排泄抑制】
プロベネシド+インドメタシン（腎のはたらき）
【薬効低下】
抗パーキンソン病薬+インドメタシン

ファリンとサリチル酸といった似た作用の薬を投与しますと、血栓ができないばかりか出血時間が延びて体にとって危険になります。

その他、腎臓から素早く排泄されて効果が少なくなる組み合わせとしては、重曹やビタミンCとともにアスピリンを内服した場合があり、排泄が遅れて効き過ぎる例としては尿酸の排泄を促して痛風を治す薬プロベネシドとインドメタシンを併用した場合、効果の低下する例としては抗パーキンソン病薬にインドメタシンを併用した場合などが挙げられます。

このような組み合わせがたくさんありますので、医療用の薬は医療機関なり調剤薬局なり、いずれか一箇所でまとめていただくのがよいといえます。

薬同士でお互いに作用し合って効果を増強する組み合わせ、効果を少なくする組み合わせ、副作用が出やすい組み合わせがあるように、薬と食べ物との間でも作用し合って効果を減弱させることがあり、時には効果を強めることがあります。効果を強める食べ物があるのなら薬の処方量が少なくできて副作用の心配を減らせそうですが、食べ物に頼っていたのでは安定した効果を求めるのが難しく、食べ物と薬とを組み合わせて効果を高める方法は実用化されていません。

たとえば、睡眠薬を内服してアルコールを飲みますと、両方が脳の同じ部位に作用して神経の興奮を抑えて睡眠効果が上がりますが、このような組み合わせを利用して睡眠薬の処方量を減らすさじ加減、アルコールを飲んでいただく量を個人個人について決めるさじ加減は至難の業で、睡眠薬の血液濃度の高くなり過ぎによる危険性を伴います。

そこで、水とともに一定量の睡眠薬を飲んでいただくのが確実、安心ということになります。効果を減弱する例として、昔から風邪薬とお茶を一緒に飲まないようにといわれていました。ほうじ茶なら薬に影響しませんが、緑茶には風邪薬の成分と反応して効果を弱める成分がたくさん含まれています。このことから、薬は水か白湯で服用することをお勧めします。

〔図表52〕に飲み合わせ・食べ合わせのよくない薬と食べ物の代表例を示します。高血圧の治療薬でカルシウム拮抗薬という仲間の薬がありますが、カルシウム拮抗薬や催眠薬、高脂血症治療薬、免疫抑制薬とグレープフルーツまたはグレープフルーツジュースとを一緒に飲みますと、薬の分解酵素の働きが弱まり血液中に数倍の濃さの薬が滞って効き過ぎてしま

図表52　飲み合わせのよくない薬と食べ物

カルシウム拮抗薬	降圧薬	＋	グレープフルーツジュース	グレープフルーツ中のナリンジンが薬を分解する酵素の活性を阻害する。水に比べて血液濃度が数倍に上昇	→	効果が強くなりすぎる 急激な血圧低下、めまい、頭痛、ほてりなど
抗凝血薬	ワルファリン	＋	納豆	納豆中のビタミンKが効果を阻害	→	作用が消失
骨粗鬆症治療薬	アレンドロネート リセドロネート	＋	牛乳	薬と牛乳中のカルシウムが結合	→	効果が消失
かぜ薬	抗ヒスタミン薬 解熱薬	＋	酒	吸収が早まったり肝臓での代謝が早まったりする	→	効果が増強 眠気を催す

います。その結果、降圧薬ならば血圧低下、めまい、頭痛、ほてりなどの副作用が出ます。

血液が固まらないようにするワルファリンの治療中に納豆を食べますと納豆中のビタミンKがワルファリンの効果を減弱してしまいます。この組み合わせは同時服薬だけでなく、治療期間中は納豆を一切控えてほしいといった点でユニークです。骨粗鬆症治療薬アレンドロネートまたはリセドロネートはカルシウムと結合しやすく、結合により効果が消失してしまいますので朝食30分前の服用が求められています。また、これらの薬は吸収率が悪く、水以外の何と服用しても吸収率が低下しますので朝食30分前に水での服用が勧められています。

風邪薬や睡眠剤をお酒とともに飲みますと

効果が現われ過ぎ、副作用が出ることはすでに述べました。そこで、薬はやむを得ない場合を除いて水で飲むことをお勧めします。

薬の作用と副作用

薬は病気を治して健康な体にするのに大いに役立ちますが、薬を飲めば飲むほど健康になるわけではありません。薬の中には病気を予防する働きがあって、健康な状態でも使ったほうがよい薬としてワクチンが挙げられますが、様々なワクチンについて効果がある、効果が認められない、副作用を無視できない、などと議論がなされてきました。ただ、天然痘のワクチンだけは地球から天然痘を駆逐したほどの効果を上げましたが、その他、多くのワクチンは有効性について論争が続いています。

インフルエンザワクチンについては、以前にワクチンを打っていた時代の効果が不明確であるといった理由でほとんど打たれなくなりました。その結果、インフルエンザで死亡する高齢者が増え、最近では高齢者に対してワクチンを投与するように自治体が支援をしていますが、それによりインフルエンザによる高齢者の死亡者数が減りました。一方、小児・子どもについてはインフルエンザによる脳炎・脳症にかかる割合が年間100〜300例にも達し、そのうち約30%が死亡しています。それでも学校保健ではインフルエンザワクチンが注射されていない上、インフルエンザウイルスに対する特効薬タミフルを内服したのち転落事故を起こす子どもが２００例以上を数え、10歳代の子どもに対するタミフル投与は控えるようにとの通達が国から出されています。脳炎の発症を考えた場合はタミフルを飲ませるほうがよい、他のインフルエンザ治療薬でも転落事故が生じているので、転落事故はタミフルによる副作用というよりインフルエンザ脳炎による、などと議論がなされていますが、最近ではタミフルが転落事故を生じさせるとの見方が強まっています。

このように、薬の作用と副作用との関係は不明な点が多く、薬の難しい働きについてはたくさんの症例を集めて判断し考えなければなりません。一般国民は正しい副作用情報を耳にすることが少なく、目立った副作用のみがマスコミなどで流され、国民は薬に対する不信感を募らせています。

ところが、アメリカ人はワクチンについても長所・欠点を冷静に理解する国民性のため、日本人より数倍の数のワクチンを注射して健康管理をしています。ワクチンによる副作用のリスク、ワクチンが効かない可能性・経済的損失も頭に入れて、なおかつワクチンを打つという科学的な考え方をできるのがアメリカの一般国民であると思います。日本人はワクチンで予防するより病気になってから薬を飲んで対応する傾向がありますが、〔図表53〕に示すように薬の数は多いほど副作用が増えます。

図表53　薬の服用数と副作用の頻度

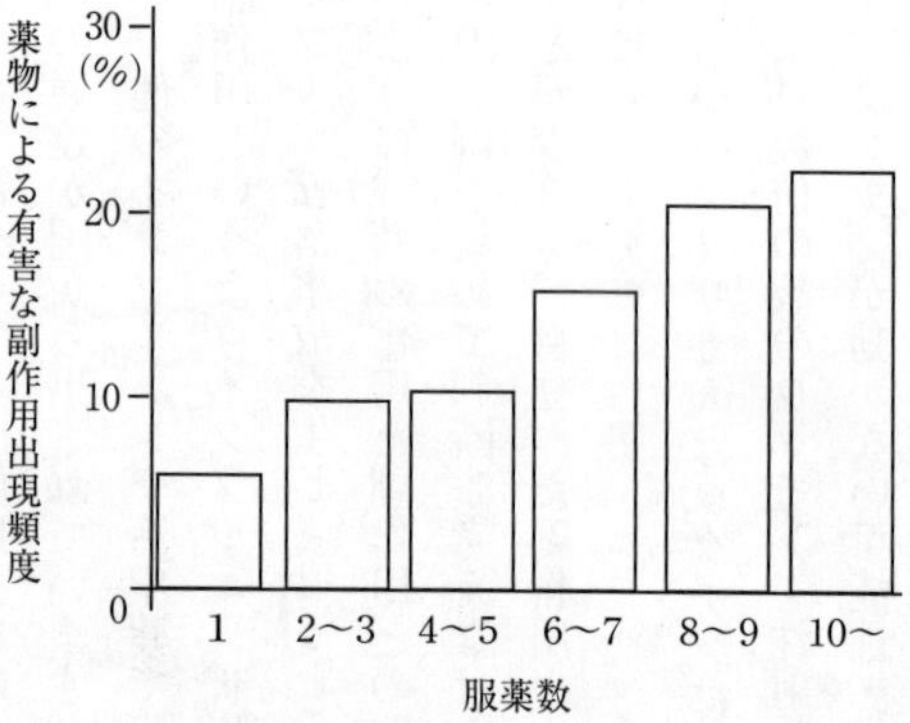

（日本老年医学会：高齢者の安全な薬物療法ガイドライン2005　より）

高齢者は病気をたくさん持っていて、たくさんの薬による副作用が出現しやすくなっていますので、毎年秋から冬にかけてはインフルエンザのワクチン接種の呼びかけがあれば有料でも受けることを勧めます。また、高齢者の肺炎は死亡原因の大きな割合を占め、高齢者肺炎の約50％は肺炎球菌が原因となっていることを考えますと、五年間も効果が継続する肺炎球菌ワクチン接種で肺炎を防ぐことは高齢期を高い質の生活で過ごす上で必須です。骨粗鬆症や認知症をワクチンで予防・治療できるようにと研究が進められていますので、これらの情報にも注意を傾けておいてください。

現実の問題として、多くの薬を飲まざるを得ない場合には〔図表54〕に示しました薬の

図表54　患者さんからみた薬の副作用を予防するための原則

1	可能な限り非薬物療法で治すように努力する
2	処方薬剤の数を最小限にしていただく
3	服用法を簡便にしてまとめる
4	明確な目標とエンドポイントに留意して薬を止めるようにする
5	生理機能に留意して用量を調節していただくことを考える（少量で開始し、ゆっくりと増量する）
6	必要に応じて臨床検査をしていただく
7	定期的に処方内容を見直せないか伺う
8	新規症状出現の際はまず副作用を疑って先生に相談する

副作用の予防原則を知っておいてください。この原則は元々高齢者医療に関わっておられる医師向けに作られたものですが、患者さんも理解をしていただき、先生にうかがってみるのも質の高い生活を送るには必要です。

その第1は可能な限り薬物療法以外の方法で病気が治らないかを試みることです。糖尿病・動脈硬化・高血圧のいずれについても軽度の状態では食事や運動で治せますし、膝や腰の痛みは体重減少・筋力増強・装具装着などで、骨粗鬆症はカルシウム摂取量増大・骨への負荷量増加で治せる部分があります。

副作用予防の第2は薬の選択を尋ねられた場合、睡眠薬や鎮痛薬などに関わる症状で我慢ができれば薬なしで対応するなどをして、処方薬剤の数を最小限にしていただくことが大切です。一日一度飲む薬と一日三度飲む薬などとが混在していますと、間違って一日に三日分を飲んでしまい副作用が出るといったことも生じます。一度に飲む薬をまとめて揃え、専用の小箱に入れる、など服用法を簡便にするのが飲み間違いを減らし副作用を減らすコツです。

薬を処方できるのは医師ですので診察の際に薬の服用期間をうかがって明確にしておいたり、可能ならば少量から薬物療法を始め、少しずつ増やせないものかと尋ねるのも副作用を減らす上で大切です。定期的に検査を受ける、新たな症状が出れば些細なことでも先生に報告する、定期的に薬の内容を確認してもらい、病気の症状が消失しているのに薬だけが続いているといったことがないかをチェックしていただくのも大切です。

サプリメントに対する考え方

サプリメントとは補助するものをいい、具体的には栄養補助食品、健康補助食品のことをいいます。ビタミンCは誰でも食べ物から摂取していますが、これを一日に500㎎以上と多く摂取しますと風邪を引いたりインフルエンザにかかりにくくなることをアメリカのノーベル賞学者ポーリング博士が見出し、それ以来日ごろの栄養や食べもので摂る量の少なさを補う物質、サプリメントの健康増進作用や病気予防効果が注目され始めました。

日本でも昔からドクダミ茶・乾燥ゲンノショウコ・焼きマムシの粉末などが健康によいとして活用されてきましたが、それらは薬と考えられ、サプリメントとの認識はありませんでした。しかし、アメリカの働きかけもあり平成時代に入って薬の剤形をしている栄養成分であってもビタミン類、ハーブ類、ミネラル類については健康食品として認められるようになり、一括してサプリメントと呼ばれるようになりました。サプリメントは食べ物を補って健康を増進したり、病気を予防したりする食品またはその成分ですが、マスコミなどで有名人が昼ごはんの代わりに27種類の健康食品を飲んでいるので元気であるといった画像を登場させるとなりますと、サプリメントが本来の役割を果たしているのかが疑問となります。

健康食品の中でもメーカーがヒトを対象に研究をして科学的なデータが得られた場合は、国から特定保健用食品（トクホ）として認可されます。認可された健康食品には「血圧が高めの方に」や「中性脂肪を減らす」などと、生活習慣病予防を中心とした効果や用途を表示していますので、サプリメントを用いる際に安心感が得られます。

もう1種類の健康食品としては栄養機能食品があります。栄養機能食品はすでに国内外で働きが判明している内容の物質ですので、改めてヒトを対象にした臨床研究は必要としませんが、そのサプリメントが有する様々な作用のうち確実に認められている限定した効果のみを述べることができます。例えば、ビタミンCについては効果が明らかですのでヒトに対する研究は要りませんが、皮膚や粘膜の健康維持と抗酸化作用のみが効果として述べられています。

図表55　日本人はどの程度サプリメントを使っているか

Q. サプリメントを使っていますか

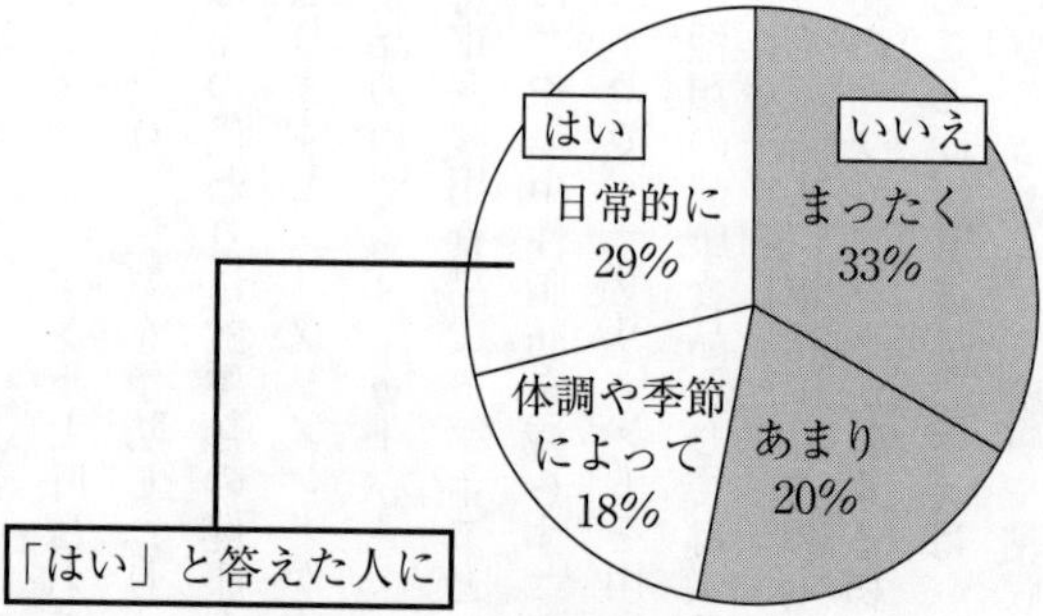

Q. 目的は（複数回答）

目的	回答者（人）	目的	回答者（人）
身体機能の向上	758	精神の安定	107
病気予防	679	何となく	107
体力増強	518	体形の補正	87
持病の軽快	307	その他	152

Q. 月にいくら使う

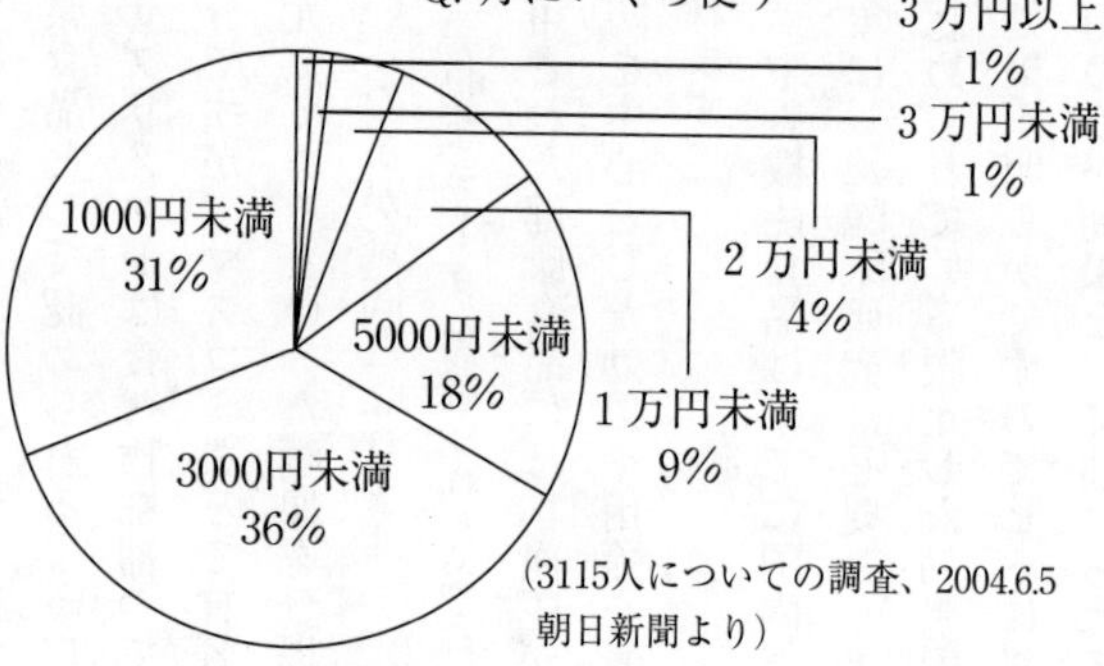

（3115人についての調査、2004.6.5
朝日新聞より）

サプリメントの作用を知った上で、食べ物の補助食品としてサプリメントを利用する必要がありますが、朝日新聞が3115人にサプリメントの利用状況を聞いたところ、〔図表55〕に示すように50％弱の人が利用し、その目的はほぼ適切なものでした。そして、85％の人はサプリメント購入に月五〇〇〇円以下しか費やしていないのも適切であるといえます。

国内での歴史は一〇年あまりと浅いサプリメントですので、その有用性を医師に聞いても否定的な答えしか戻ってこないことが多く、サプリメントを扱っている薬局では肯定的な説明がされるなど、一般の国民は戸惑っているようです。本当に健康によければ医薬品として診療所や病院で医療保険を使って処方してもらえるはずです。とは言っても医療保険で処方される医薬品は基本的に診断のついた病気を治すための薬で、病気を予防したり健康を増進する物質は医療保険の医薬品の範疇には入りません。ですから風邪を引かないように、皮膚粘膜を丈夫に、などといった作用は医薬品にないサプリメントの効果に期待する以外に方法はありませんが、本当に効果が証明されているのかは疑問となります。

関節痛を除くグルコサミンについては、六年前に偽薬かグルコサミンかを三年間にわたって飲み続けた結果が、世界で最も権威のあるランセット誌に掲載された結果に基づいて発売されています。これは一グループ約70名の変形性膝関節症の患者さんに対して、無作為に薬か偽薬かを割り当て、その内容を医師も患者さんも知らされていないといった二重盲検法と

図表56　グルコサミンの痛み減少効果

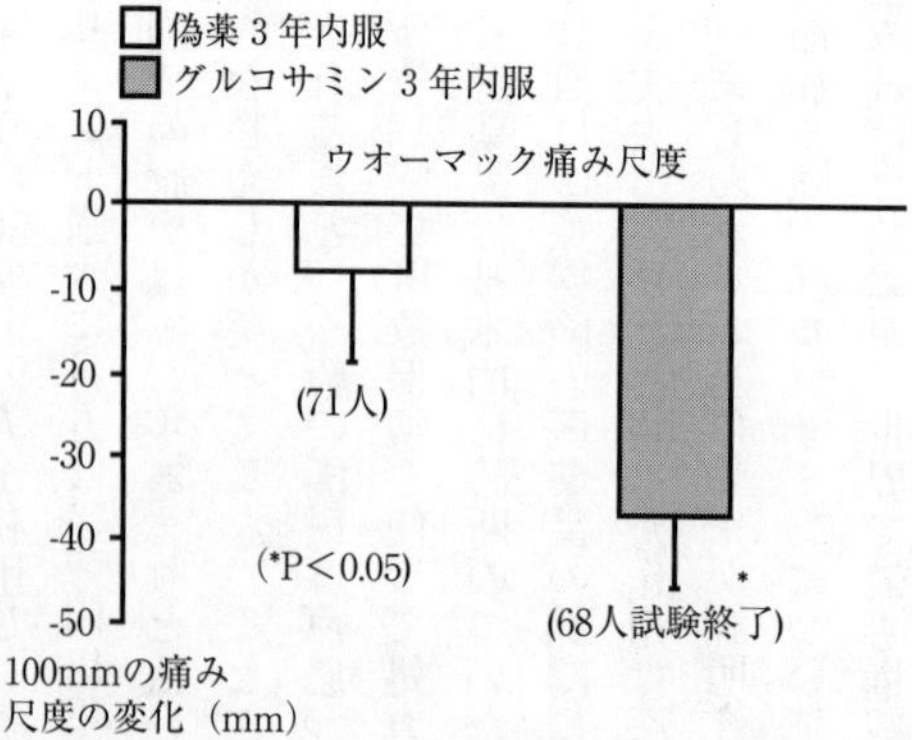

（Reginster, J.Y.ら、Lancer357:251-256, 2001より）

いう科学的な手法で研究された結果、〔図表56〕に示すように偽薬に比べてグルコサミンを内服している人では明らかに痛みが減っていました。このように一日に１５００㎎の硫酸グルコサミンは、変形性膝関節痛に対して効果のあることが科学的に証明されましたが、この内服量の一〇分の一ではどうか、他のグルコサミンの成分ではどうか、などについては明らかになっていません。

サプリメントを飲む際は科学的なデータがあるか、データと異ならない用量・用法で飲んでいるのかを確認することが望まれます。

アメリカのフラミンガム研究という権威のある研究体制で５５６人について調べたところ、75人の高度な変形性膝関節症患者さんは血液中のビタミンD濃度が低く、ビタミンDが軟骨再生や関節強化の作用のあることが明らかになりました。こ

図表57　民間療法の種類

民族療法などからきて体へ働きかける医療	漢方*、鍼灸、アーユルヴェーダ、チベット医学などの民族療法
食事・ハーブ療法	栄養補助食品、メガビタミン療法、絶食療法、ハーブ療法、菜食主義
心を落ち着かせ、体力を回復させる療法	バイオフィードバック、催眠療法、瞑想療法、リラクゼーション、イメージ療法、漸進的筋弛緩療法
体を動かして痛みを取り除き、体の働きを増す療法	太極拳、ヨガ、運動療法*、ダンスセラピー
動物や植物と接して安楽を得る方法	アニマルセラピー、イルカ療法、園芸療法
感覚をとおして、より健康になる療法	アロマセラピー、芸術療法、絵画療法、ユーモアセラピー、落語・お笑い療法、光療法、音楽療法
体への刺激を利用した療法	温泉療法、刺激療法、電磁療法*
外からの物理的刺激で健康を回復させる治療法	指圧、カイロプラクティック、マッサージ、リフレクソロジー
宗教的治療法	信仰療法、シャーマニズム

（*は一部医療保険で認められている）
（今西：日本医師会雑誌132（9）：1091-1094，2004より）

のように科学的な根拠を出しながらサプリメントの種類を増やし、それらを知識人、消費者運動家が後押しして大統領がサプリメントに関する法律にサインするぐらい、アメリカではサプリメントが国民に身近なものとなっています。

それに比べて、日本ではサプリメントがアンチエイジングを標榜した学者の後押しを受け始めた程度で、学問的にも社会的にも低い評価しか受けていませんが、快適なセカンドライフのために有効なサプリメントを識別する目を持つことは大切です。

民間療法をどう捉えるか

サプリメントと同様に〔図表57〕に示す民間療法は、西洋医学・医療の枠外であるといった理由から医師には関心の薄い領域です。しかし、病気には高度な西洋医学でも治せない分野、患者さんの満足を得られていない分野があり、これらを補完・代替しているのが民間療法です。明治以前の日本では民間療法またはそれに近い診療行為が国民の医療の中心を占めていましたが、そこに科学的根拠に基づいた蘭学が入ってきて驚くほどの治療成績が認められたため、明治政府は西洋医学に基づく医療のみを医療として承認しました。

そこで、医療の枠の外と認定された古来の民間療法に加えて、最近の複雑化する社会情勢の中で生まれてきた民間療法、西洋やアジアから入った民間療法など様々な療法が医療の枠外で行なわれています。

草木の少ない中国北部から来た鍼灸療法、草木の多い中国南部から来た漢方薬療法、インド・チベットから来たアーユルヴェーダ、チベット医学などは民族療法由来の医療といえます。

一方、補助栄養食品やビタミンCを大量に摂取して痛みを緩和するなどのメガビタミン療法、国内でも行なわれてきた絶食療法、西洋からのハーブ療法、菜食主義などは食事やハーブを用いた民間療法といえます。心を落ち着かせ、体力を回復させる療法としてバイオフィードバック、催眠療法、瞑想療法、リラクゼーション、イメージ療法、漸進的筋弛緩療法など精神的アプローチとともに、太極拳、ヨガ、運動療法、ダンスセラピーなど体を動かして痛みを取り除いたり、体の働きを増す療法があります。

その他、動物や植物と接して安楽を得るアニマルセラピー、イルカ療法、園芸療法があり、また感覚に訴えて、より健康にするアロマセラピー、芸術療法、絵画療法、ユーモアセラピー、落語・笑い療法、光療法、音楽療法など様々なものがあります。体への直接的な刺激を通して行なう療法としては温泉療法、刺激療法、電磁療法がありますが、温泉療法は体に温熱を加えるといった刺激に加えて転地による精神的安静も効果を上げます。

外力を加えて病気を回復させる療法として、指圧、カイロプラクティック、マッサージ、リフレクソロジーなどがあります。その他、宗教的療法としては信仰療法、シャーマニズムがありますが、一般的に日本の伝統的宗教は民間療法に関心が低く、新興宗教の一部が比較的熱心に民間療法に取り組んでいますが、これらの宗教はオカルト宗教として恐れられています。これら民間療法の中で医療に取り入れられている療法は別として、他の民間療法については費用対効果と安全性を考えて受ける必要があります。

私は一〇年前に五年間にわたり東京都の衛生行政に関わっていましたが、そのときにこれら民間療法を行なっている人たちの医療レベルアップを図るための講習会を開くことになりました。東京都民の税金を使って医療の枠外にいる民間療法の人たち、いい換えれば非合法的な医療をしている人たちに講習会を開くことに対して理解ができませんでしたので、いろ

図表58　慢性閉塞性肺疾患患者に対する鍼治療の効果

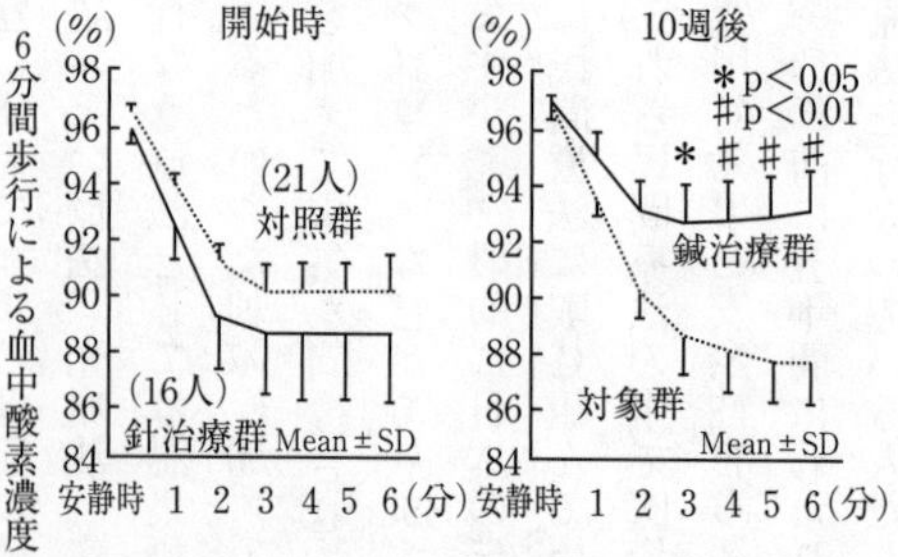

（鈴木：明治鍼灸医学33：83-97、2003より）

いろと調べてみました。その結果、昭和三十五年に最高裁判所は公共の福祉に反しない限り職業選択の自由があり、医療類似行為を業とすることを禁止できるのは人の健康に害を及ぼす行為のみ、との判決を出していることが分かりました。

したがって、〔図表57〕のいずれをも仕事として行なってもよいことになり、健康に害を及ぼさないように関係者に健康知識を普及啓発するのは、行政の選択肢の一つとして適正なものとされていたのです。

心を落ち着かせる療法、動植物と接する療法、感覚に訴えて健康にする療法などは危害の加わらない療法に属しますが、民族療法、食事・ハーブ療法、体を動かす療法、体への刺激・物理的刺激を加える療法と、後になるほど健康被害が懸念されます。

これらのうち、食事・ハーブ療法は比較的安全なように思えますが、東京都医師会からのサプリメント安全情報によりますと高麗人参エキスでのぼせ、めまい、胃痛などが見られ、クロレラでは顔、手の皮膚炎、嘔吐など、ローヤルゼリーでは胃の不快感、湿疹、倦怠感が見られるなどたくさんの事例が紹介され、警告を出しています。さらに、体に力を加えるカイロプラクティックでは、脊椎の圧迫骨折例を見かけるなど効果と随伴症状とは表裏一体の関係となっています。

危険性が高い、といった点では診療所や病院で行なわれる医療行為は民間療法よりも傷害の危険性が高いかもしれませんが、その分効果が優れ、随伴症状を防ぐ手立てや発生後の処理法について教育を受けている点で科学的な医療といえます。これらの状況を総合的に判断して民間療法のどれがよいかを選ぶことが必要となります。

若いころの肺結核や喫煙が原因で慢性閉塞性肺疾患にかかっておられる患者さんに対して鍼治療をした際の効果を鈴木先生は報告しておられますが、〔図表58〕に示すように鍼治療により6分間歩行中の血液酸素濃度の低下が大きく改善していることが分かります。民間療法をよく検討し、前向きに捉えることも生活の質を高め、病気と上手に付き合う方法といえます。

■第3章■

食の健康法　健康の源は食にあり

ＢＭＩと健康との関係

ＢＭＩは体格指数ともいわれますが、ぴったりとした訳語ではないためにＢＭＩまたはBody Mass Indexといった言葉がそのまま使われています。キログラムで表わした体重をメートルで表わした身長で割り、もう一度身長で割って得られた数値をＢＭＩといいます。ＢＭＩは身長の割に体重が重いかどうか、すなわち肥満であるかどうかを調べる指標ですが、脊椎が潰れて３㎝、５㎝と身長が低くなる閉経後の女性ではＢＭＩが役に立たないことを知っておいてください。骨粗鬆症患者さんについてのＢＭＩの使われ方は、どの程度身長が低くなってしまったかの大雑把な指標として使われることもあるぐらいです。

ＢＭＩの増加は現代人にとっては寿命の短縮を意味しているかのように捉えられていますが、ほとんどの人が痩せていた五〇年以上前までは痩せていることは病気になりやすい、体力がない、などの理由で困ったことだと思われていました。また、太っていることはしっかりと食事を摂れて健康状態であると考えられていたのです。ところが、食生活が豊かになり体を使わなくとも生活できる人が増えてくるとともに肥満によるＢＭＩ増加者が増え始めました。そして、いったん肥満気味になると痩せるのは難しいことが分かってきたのです。体には痩せに向かわせる作用が少ないのです。

その理由は人類が発生して約五〇〇万年間のうち五〇年から一〇〇年前までの99・99％以

図表59　肥満度と糖尿病との関係

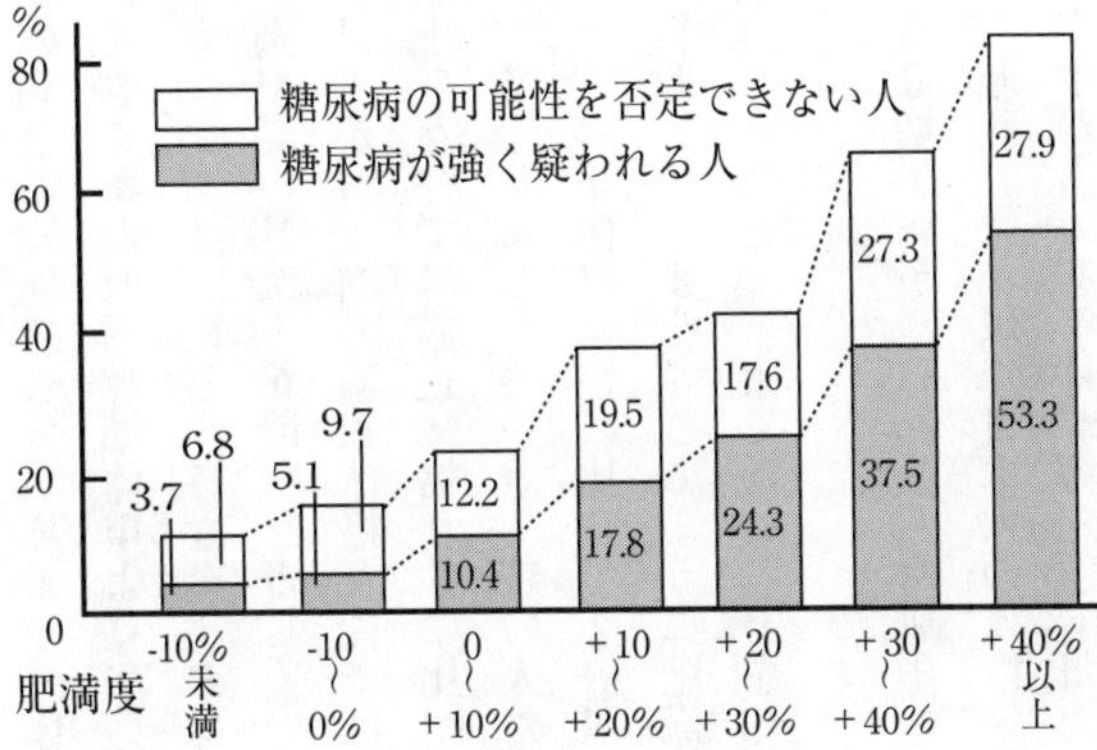

（資料　厚生労働省「糖尿病実態調査」平成9年）

上の期間は飢えと戦い、カロリーを少しでも多く摂取できた場合には脂肪などに換えて体内にしっかりと蓄え、次々にやって来る飢えに備えられる体の構造にしてきたからです。このような人類の節約遺伝子のために、食事で少しでも多くの糖分や脂肪分を摂るとせっせと体に蓄える働きは完備しているのですが、蓄えを減らす働きが非常に弱いために糖尿病や高脂血症・動脈硬化になってしまうのです。

戦前生まれで1億総貧乏時代を経験した私たちの年代の者は金欠遺伝子を持っていますので、豊かな平成時代になって貯金額を増やしても、若い人のようにお金を上手に使って生活を楽しめないのと節約遺伝子とは似ています。節約遺伝子が現代人においてもいかに根強く働き病気を招いているかは、〔図表59〕に示す厚生労働省が平成九年に調べた肥満度と糖尿病との関係でも分かります。体重が標準体重より30〜40%多い人では四割弱の人が糖尿病を強く疑われ、標準体重より40%以上も体重が重い人では半数以上の人が糖尿病を強く疑われています。同じようなデータはBMIについても分かっていますので、現在の社会では肥満や高いBMIが健康を害しているといえます。

BMIが21〜24の適正体格女性ではその後数年間で死亡する割合が最も少なく、BMIが24以上の女性では適正体格女性に比べて死亡割合が約1・5倍に増えることは、すでに〔図表25〕で示しました。一方、昔の人たちが痩せを嫌っていたようにBMIが21未満の人の死亡率は、適正体格女性に比べて2倍以上に増えていることが東京都老人総合研究所の調査結果で判明しています。このように肥満は体にとってよくありませんが、痩せていることは肥満よりも体にとってよくないことを知っておき、不健康状態の一つである肥満について述べます。

肥満は糖尿病が疑われる人の割合を増やしますが、それ以外に様々な成人病の原因となります。昭和二六年以降日本人の死亡原因の1位が結核から脳卒中に変わり、死亡原因の1位を脳卒中が占める年月が約三〇年間続きました。かつては塩分の摂り過ぎによる高血圧・脳出血が脳卒中のほとんどを占めていましたが、最近では脳卒中の原因のほとんどが、血液内

図表60　メタボリック症候群と心臓病発症率との関係

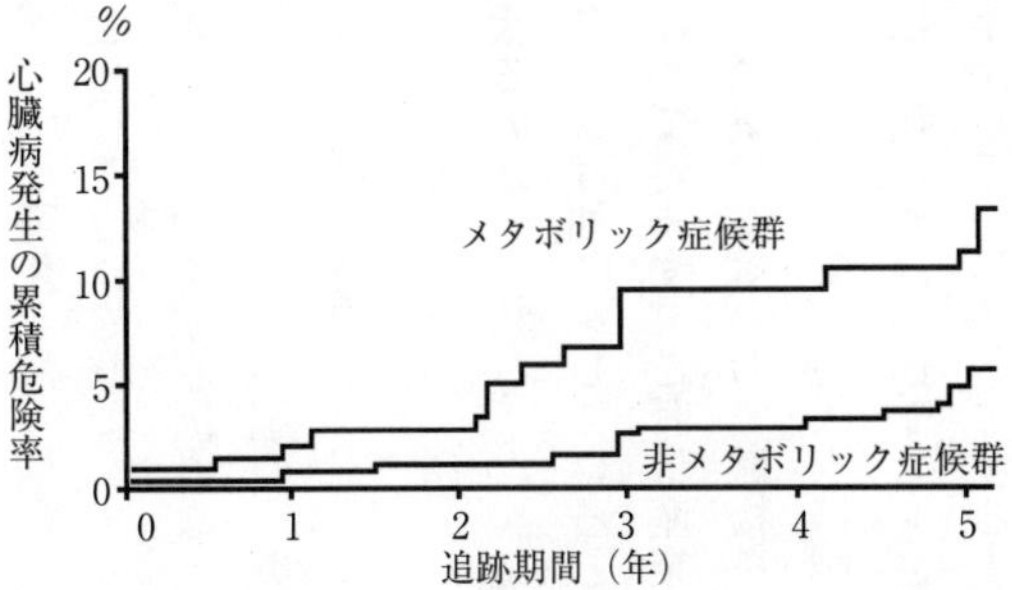

（札幌医大 島本先生による）

の脂肪が増える動脈硬化に基づく脳梗塞、心臓内に沈着した血液や脂肪の塊が剥がれて脳の血管に飛んでいって脳血管を詰まらせる脳塞栓といった、肥満に関係する病気が多くなっています。三大死亡原因の一つ、脳卒中は肥満防止により減らすことができるのです。

〔図表32〕に日本人とアメリカ人それぞれの脳卒中、虚血性心疾患（主として心筋梗塞）による死亡率の違いを示しました。図表に示すように日本人の動脈硬化症は脳卒中の原因となりやすく、アメリカ人の動脈硬化症は心筋梗塞・狭心症の原因となりやすいのですが、その理由は分かりません。しかし、最近の日本人の生活様式が欧米化してきたためか、動脈硬化症を原因とする心筋梗塞により死亡する日本人の割合が増えてきています。

また〔図表60〕に示すように最近では肥満が症状の中心となるメタボリック症候群の患者さんでは、心臓病にかかる患者さんの割合が一般の人の三～五倍も多いことが分かっています。

痛風患者の発生年齢は四〇歳代より三〇歳代にシフトしていますが、その約50%は肥満を合併症として持っています。これは肥満を招くほど様々な食べ物を大量に摂取することが体内の尿酸値を増やす原因となっているためです。そのほか、BMIが高い人では脂肪肝から肝硬変になりやすい、胆のう炎を生じやすい、変形性膝関節症や変形性脊椎症など骨格系の変性疾患に罹患しやすい、など様々な病気の原因が高いBMI、肥満に潜んでいます。

なぜ太るのか

現在、人は油断をしているとすぐに太ってしまうほど多くのカロリーを摂取し、体を使わなくなっています。これは産業革命がもたらした成果に負っていて、人が夜間就寝している間でも蒸気や電気の力で織物を作り続けたり、座っていても東京から京都へ旅ができるようになりましたので、現代人は飽食をしている上、体を動かすことが少なくなったのです。

では、私たちは平均するとどのくらいの量を食べているのでしょうか。〔図表61〕は一九五〇年から二〇〇〇年に至るまでの日本人の栄養摂取量を示していますが、一九五〇年代から一九七〇年代中ごろにかけては総エネルギー量が増え続けています。一九七〇年ごろから、戦後の栄養不足情況は終わった、これからは過剰栄養摂取や偏った栄養摂取を是正しようと

図表61　日本人の栄養摂取量の変遷

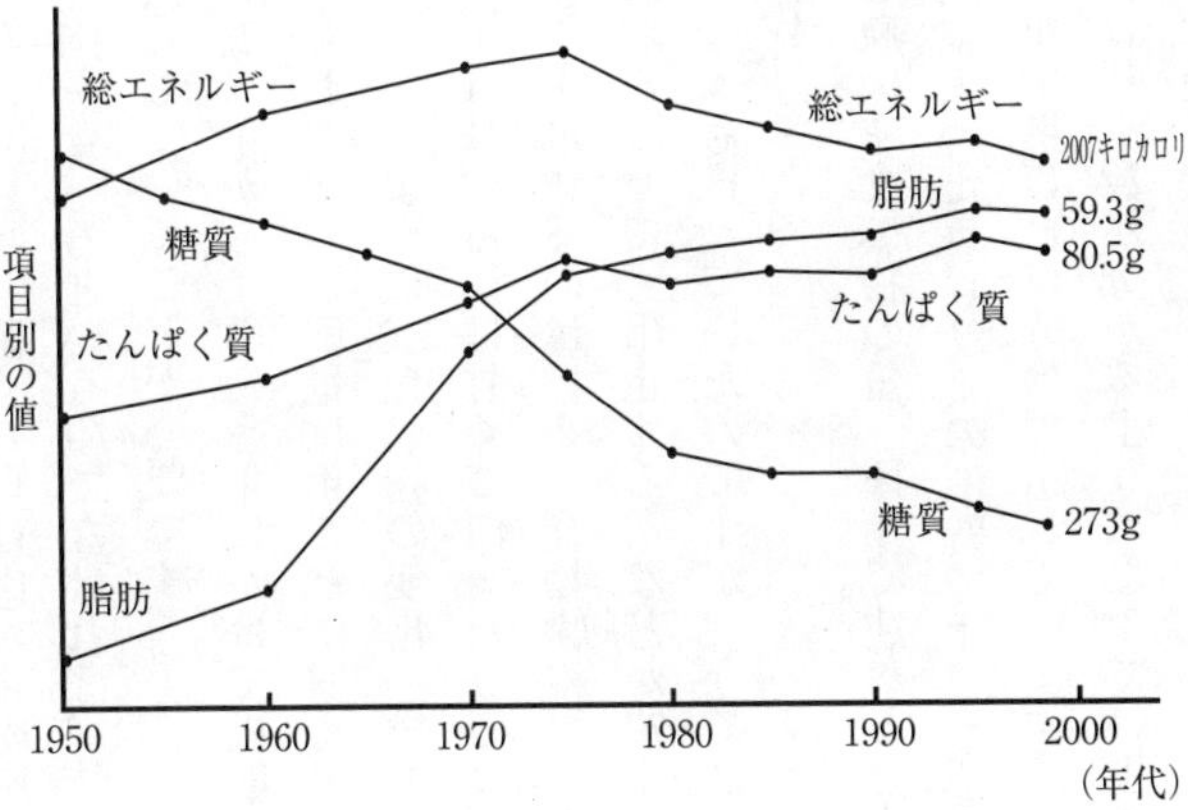

の認識が広まり、総エネルギー量は減少傾向を示していますが、戦後の低い栄養摂取量にまでは戻らず、一日平均２０００キロカロリー以上摂取しています。

総カロリーの中身については脂肪に依存する割合が著しく増え、成人・高齢者の脂肪所要量としては総エネルギー量の20～25%がよいとされていますが27%にも達しています。脂肪を多く摂取するとどうしても飽和脂肪酸の摂取量が増え、動脈硬化を生じてしまいます。

飽和脂肪酸は肉類に多く含まれていますので、肉は絶対に食べないで魚を摂る、もっと極端に脂肪類は一切避けるといった人を見かけますが、太り過ぎを警戒するあまり極端な脂肪ダイエットに走るのは考えものです。脂肪の中身について三割ぐらいは肉からの脂肪を摂るのが望ましいとされていますので、どんどんと肉を食べるというのでなければ、時には肉や脂肪をたっぷりと摂りながら総カロリー量を減らしていくことが必要です。

一九五〇年から二〇〇〇年にかけて摂取量の増加している栄養素として脂肪以外に蛋白質が挙げられ、その摂取量は年ごとに増えています。これとは反対に糖質の摂取量が減少しているといったように、食べ物の変化・総エネルギー量の増加が太る原因となっています。太らないようにするには甘くて口当たりのよい脂肪分を減らし、十分な食事にプラスしてアルコールを多飲するのは控え、食物繊維などをたくさん摂取して糖分やコレステロールの体内への吸収を少しでも阻止する、などが望まれます。特に食物繊維については、昔は一日に二十数グラムも摂っていたのですが、今では17グラム程度に減少しているのも太る原因となっています。

太る原因を食べ物の量・種類で述べてきましたが、これに劣らず太る原因として重要なのが体内に入ったカロリーの消費です。〔図表62〕は生活活動強度とエネルギー所要量との関係を各年齢群ごとに分けて示していますが、どの程度活動的な生活をしているかによって必要なカロリー数が分かるようになっています。逆にあるカロリーを摂取した場合に、どの程度体を動かさないとエネルギーとして消費しないで蓄積してしまうかが分かるようになって

図表62　日本人のエネルギー所要量（平成11年、第６次改定）

（キロカロリー／日）

年齢（歳）	生活活動強度							
	Ⅰ（低い）		Ⅱ（やや低い）		Ⅲ（適度）		Ⅳ（高い）	
	男	女	男	女	男	女	男	女
18～29	2,000	1,550	2,300	1,800	2,650	2,050	2,950	2,300
30～49	1,950	1,500	2,250	1,750	2,550	2,000	2,850	2,200
50～69	1,750	1,450	2,000	1,650	2,300	1,900	2,550	2,100
70以上	1,600	1,300	1,850	1,500	2,050	1,700	―	―

50～69歳の男性が2300キロカロリーの食事を摂っていたり、同年代の女性が1900キロカロリーの食事を摂っていて、なお生活活動強度が「Ⅰ（低い）」または「Ⅱ（やや低い）」に該当する者は、日常生活活動の内容を変えるか、または運動を負荷することによって、生活活動強度「Ⅲ（適度）」に相当するエネルギー量を消費することが望ましい。

います。

前の〔図表61〕では日本人が一日に摂取する平均エネルギー量は２００７キロカロリーとなっていましたが、２００７キロカロリー以上を五〇歳代男性が消費するには、毎日をⅢの適度な生活活動強度で送る必要があり、五〇歳代女性が２００７キロカロリーを消費しようと思えば、毎日をⅣの高い生活活動強度を送らなければなりません。

高い活動強度を日常生活の中で得ようと思えば、毎日の生活の中にこまめに階段を上がるといった動作、すなわち座っている動作の６・４倍もの酸素を消費する（これをMETs、メッツという単位で表わします）動きを取り入れる必要があります。階段を上がるのと同じ強さの活動を趣味・レジャーで得ようとすれば登山（６・４METs）、阿波踊り（11・6METs）などがあり、運動・スポーツでは１２０

m／分のジョギング、テニス、バドミントン、バレーボール、滑降スキー（いずれも6・0METs）などがあります。

これらメッツの高い日常生活活動や趣味、運動を生活に取り入れますと、五〇～六〇歳代女性が平均カロリー摂取量である2007キロカロリーを口にしても太らなくなります。というのは体重とメッツとを掛け合わせた値がその活動や趣味・運動を1時間行なった場合の消費カロリー数に相当するからです。

たとえば、食事で2007キロカロリーを摂っている体重50kgの女性がテニスを1時間楽しんだ場合、50×6・0＝300キロカロリーが消費されますので、残りの生活はⅢ（適度）の日常生活強度の生活を送っていても太らないことになります。五〇～六〇歳代男性では2007キロカロリーを消費するためにはⅡ（やや低い）の生活活動強度に加えて自転車（3・2METs）、階段昇降（4・8METs）、布団上げ下ろし（3・9METs）など、趣味・レジャー関係では平地のハイキング、軽いダンス（いずれも3・5METs）など、運動・スポーツではボウリング、ソフトボール（いずれも3・1METs）、ラジオ体操（3・9METs）などを毎日の生活に1時間でも取り入れることをお勧めします。

図表63　メタボリック症候群の診断基準

腹腔内脂肪蓄積		
●ウエスト周囲径	男性≧85cm	女性≧90cm
可能な限りCTスキャンなどで、内臓脂肪量測定を行なうことが望ましい。		
●内臓脂肪量	男女とも≧100cm²	
上記に加え以下のうち2項目以上		
●高トリグリセライド血症	≧150mg/dl	
かつ／または		
●低HDLコレステロール血症	＜40mg/dl 男女とも	
●高血圧	≧130/≧85mmHg	
●空腹時高血糖	≧110mg/dl	

※ウエスト周囲径は立位、軽呼気時、脂肪蓄積が著明で臍が下方に偏位している場合は肋骨下縁と前上腸骨棘との中点の高さで測定する。

※メタボリック症候群と診断された場合、糖負荷試験が薦められるが診断には必須ではない。

※高TG血症、低HDL血症、高血圧症、糖尿病に対する薬剤治療、治療を受けている場合は、それぞれの項目に含める。

内臓脂肪型肥満

太っている人のお腹をコンピュータ断層撮影による画像で調べてみますと、お腹の中の小腸と大動脈とを繋いでいる腸間膜や胃と大腸からエプロンのように前方に垂れ下がり内臓の前面を保護している大網（だいもう）にたくさんの脂肪を蓄積している人と、お腹の脂肪は多くなくとも皮下脂肪の厚い人とに分かれます。

お腹に脂肪が蓄積している人を内臓脂肪型肥満、皮下脂肪の厚い人を皮下脂肪型肥満と名付け、両者を比べてみますと大きな違いのあることが分かりました。内臓脂肪型肥満では糖尿病、高血圧、動脈硬化を合併している人が多く、肥満がなくとも心臓の病気が多い傾向がありました。一方、皮下脂肪の厚い肥満者では合併症がほとんど見られませんでした。

　血液検査をした場合、皮下脂肪型肥満者に比べて内臓脂肪型肥満者ではBMIが同じ30台であっても総コレステロール値、中性脂肪値、空腹時血糖値の高いことも分かりました。内臓脂肪が多いと様々な合併症を介して脳卒中や心筋梗塞により寿命を縮めたり、要介護状態に陥りやすいことから日常生活に注意をする必要があるとして、〔図表63〕に示すようにメタボリック症候群の診断基準の項目の一つとして採用されています。

　メタボリック症候群の診断には大前提として肥満が挙げられていますが、その把握方法としてウエスト周囲径が男性で85㎝以上、女性で90㎝以上かX線CT撮影で調べて内臓脂肪量が男女とも100平方㎝以上とされています。内臓脂肪の蓄積を確認した後、検査をして血液中のトリグリセライド値が150㎎／dl以上、善玉であるHDLコレステロール値が40㎎／dl以下、血圧が130／85㎜Hg以上、空腹時血糖値が110㎎／dl以上の4項目のうち2項目を満たしていればメタボリック症候群と診断され、指導・治療が始まります。

　このように合併症を生じやすい内臓脂肪蓄積は、皮下脂肪の蓄積に比べて運動などにより消失しやすいことが分かっています。大阪大学の岡本芳久先生らが高度な肥満者に対して、入院により一日1000～1500キロカロリーの制限食と一日一万歩の歩行、エルゴメーター漕ぎをさせたところ、皮下脂肪の厚さは少し薄くなっただけでしたが内臓脂肪は著しく

図表64　男女年代別のメタボリック症候群の発現頻度

（20歳以上、平成16年国民健康・栄養調査結果）

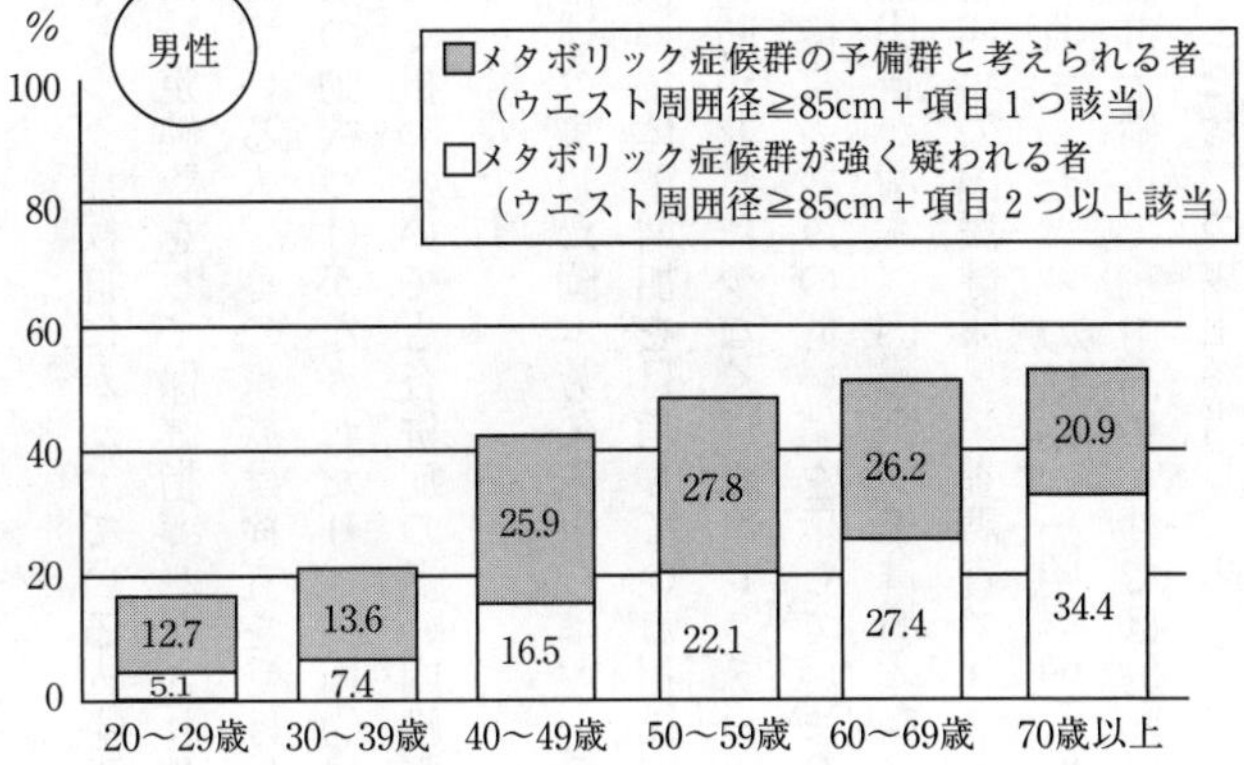

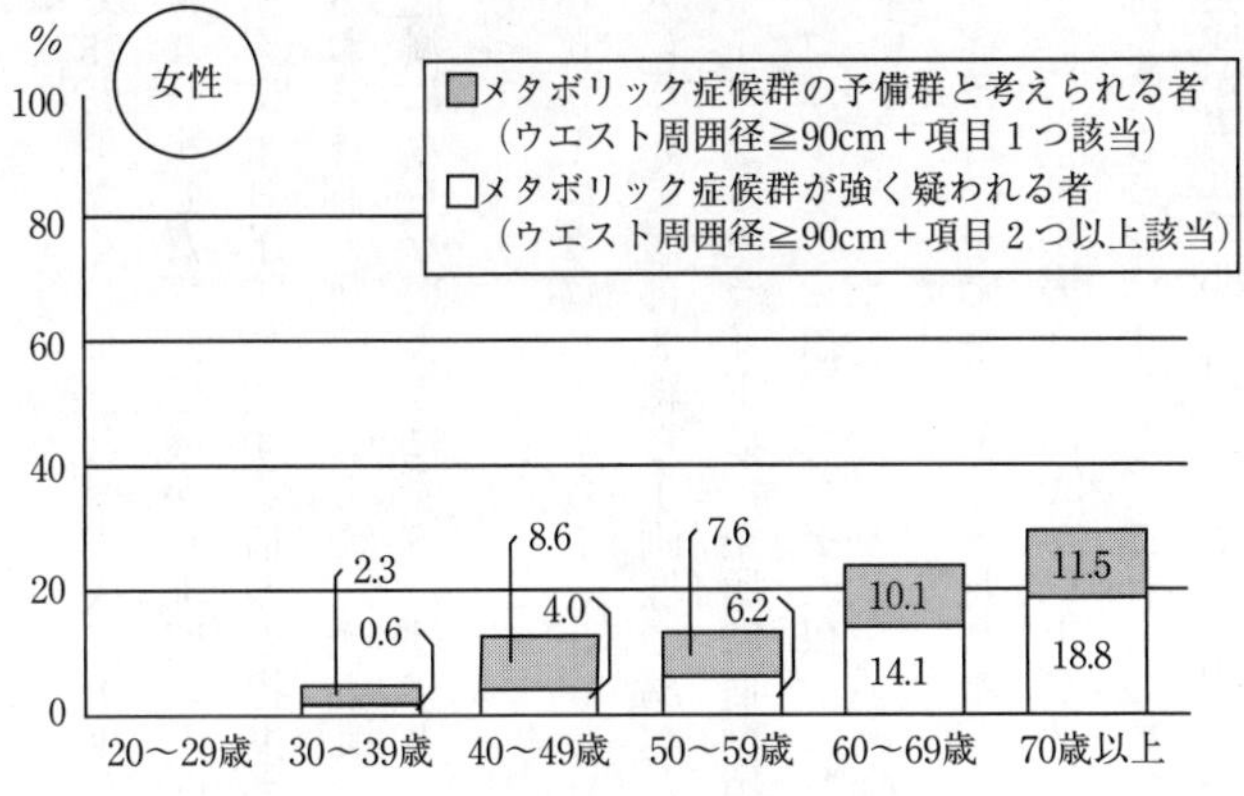

減っていました。

メタボリック症候群にかかっている人を五年間で25％少なくしようと、平成二十年から全国一斉に特定健診をして保健指導がなされることになりました。四〇歳から七四歳の医療保険に入っている人、その家族は検査を受け、その結果により予防に関する情報が提供されたり、予防の動機づけがなされたり、積極的に指導される体制が確立しました。たとえ、カロリーを多く摂っていても合併症の多い内臓脂肪型肥満にならないようにするには、よく運動することが肝要です。

先ほど述べました岡本芳久先生らは、一日に5000キロカロリーから7000キロカロリーを摂って体重増加を目指している相撲取り15人について腹部X線CT画像で調べたところ内臓脂肪が非常に少なく、総コレステロール値、トリグリセライド値、空腹時血糖値のいずれもが健常者並みの低い値を示していました。カロリーを多く摂ってもそれ以上に運動をすると筋肉量が増え、内臓脂肪量は増えなかったのです。

二〇〇四年の国民健康・栄養調査でメタボリック症候群の予備軍、強く疑われる者の調査が行なわれました。その結果、〔図表64〕に示すように中高年男性では50％以上がメタボリック症候群予備軍で、中高年女性では約20％が予備軍となっていました。これらの数は検査値が一つまたは二つ以上該当し、かつウエスト周囲径が男性で85㎝以上、女性で90㎝以上か、内臓脂肪量が１００平方㎝以上と判定された人たちのことを指します。

このように多くの人たちが脳卒中や心筋梗塞の危険に晒されていることになりますが、すでに述べましたように内臓脂肪型肥満では運動により比較的容易に改善できますので、診断された場合は努力のスタート地点と捉えてください。そうしないと、日本国中の中高年男性の半分が暗い気持ちになって元気が出なくなるからです。相撲取りのようにたくさん食べてたくさん運動をしないでも、１０００〜１５００キロカロリーの食事を摂って一日一万歩プラス一日三回、一回15分間の自転車漕ぎをしてＢＭＩを平均34から29に低下させた場合は、総コレステロール値とトリグリセライド値を正常化したとの研究成果も出されています。

このようにして体内脂肪を減らすことは必要ですが、あまりにもカロリー制限をして必要な蛋白質、ビタミン、ミネラル不足に陥らないようにすることも大切です。運動などでカロリーを消費する場合、メタボリック症候群に陥っている人はすでに心臓の筋肉に栄養を運んでいる血管が細くなっていないかなど、運動の危険因子を見つけて運動量を加減することも大切です。運動をする場合は息をつめて力一杯の運動を短時間で済ませるよりは、たっぷりと酸素を吸いながら時間をかけてゆっくりと運動をすることが大切となります。

ゆるやかな食事療法のすすめ

ＢＭＩが高い、太り過ぎた、といった場合、食事と運動のどちらで体重を減らせばよいかと考えますと、辛くて目途も立たない運動療法よりも食事療法のほうが楽です。実際に学童の肥満を解消しようと頑張っておられる学校医の先生にうかがったところ、子どもたちの食事を制限しないで運動だけで痩せさせるためには一日に5～6時間も運動させなければならず、勉強する時間がなくなるとのことです。マラソン選手などハードなスポーツ選手の顔をテレビなどで見ますと、かなりげっそりと痩せていてオフのときの表情とだいぶ違いますが、これは相当な運動量の上に食事制限をしていることによります。

このように苦痛を伴う運動療法に代わって手近な食事療法で痩せようとする人が多いのは理解できます。しかし、人間の体は約五〇〇万年間にわたって飢餓に備えて食事によりカロリーを貯めようと努力してきた習性があります。蓄えへの努力を断ち切って痩せるのは、アクセルを踏みながらブレーキをかけるようなものですから、よほどゆるやかに食事療法を進めていかないと体調を崩してしまいます。

私がリハビリテーション医になって最初のころ、脳出血で入院された先輩がおられました。その方が数年前に痛風発作を起こされたために良妻賢母の奥さんは一生懸命にご主人の食事療法に励んで見事に肥満解消に成功され、薬を飲まなくとも血液中の尿酸値は正常範囲に収

図表65　１日の食品の摂り方（四群点数法の食事）

	各群の栄養的特徴	食品	食品例と分量（1600キロカロリーの例）	熱量点数						摂り方の注意
				*20点		23点		25点		
				食品別	群別	食品別	群別	食品別	群別	
第一群	●栄養を完全にする カルシウム ビタミンB_2	牛乳・乳製品 卵	牛乳3/5カップ（120g）	1	3		3	1	3	必ず摂りたい点数
			チーズ１切れ（24g）	1				1		
			卵１個（50g）	1				1		
第二群	●筋肉や血液を作る 良質たんぱく質	魚介 肉 豆・豆製品	あじ（中１尾・正味60g）	1	3	1.5	4	1.5	4	
			鶏胸肉・皮なし（70g）	1		1		1		
			豆腐１/3丁（100g）	1		1.5		1.5		
第三群	●からだの調子をよくする ビタミンA、C ミネラル 食物繊維	野菜 芋 果物	緑黄色野菜・淡色野菜（350g）	1	3		3		3	
			じゃが芋（100g）	1						
			みかん2〜3個（200g）	1						
第四群	●力や体温となる 糖　質	穀物 砂糖	ご飯2杯（300g）	6	11	8	13	8.5	15	熱量調節に用いる点数
			食パン厚切り１枚（60g）	2		2		3		
			砂糖（20g）	1		1		1		
	脂　質	油脂	油脂（20g）	2		2		2.5		

☆点数は食品エネルギー（熱量）80キロカロリーを１点としています。
＊20点：1200キロカロリー　23点：1800キロカロリー　25点：2000キロカロリー
香川綾考案　女子栄養大学登録商標

められたのですが、今度は高血圧でもないのに脳出血発作に見舞われたのです。痛風発作の既往が脳出血に関係するとはいえ、痩せて血管が脆《もろ》くなったのも原因の一つと考えています。

肥満度に関しては標準体重プラス10％前後、ＢＭＩでは24の上限前後が、寿命の点からも、様々な病気予防の点からも最もよい状態とされています。肥満気味でも健康と感じて過ごしているのならば、体はその状態を望んでいるとも考えられますので、将来の脳卒中・心筋梗塞予防のための体重低下を図るにしても、ゆるやかに行なう必要があります。

ゆるやかな食事療法を実施するためには〔図表65〕に示した一日の食事の摂り方例を参考にするとよいでしょう。これは、香川綾先生が考案されたもので食品を大きく四つに分類して、たとえば一日１６００キロカロリーのダイエット食にしようと考えた場合、四つの食品群から必要な栄養成分を余すことなく摂取できるようにと考えられた表です。

急いで食事療法を実施するあまり大切な栄養素を摂り損なって体調を崩すことのないように１６００キロカロリー、２０００キロカロリー、いずれの食事を摂る際にも〔図表65〕の第一から第三の食品群の各々については必ず三〜四点摂るようにしたいものです。

第一群は牛乳や卵のように豊富な栄養素を含んでいるために体には完全栄養食品といえる食べ物で、これらを毎日２４０キロカロリーは摂りたいです。第二群の魚、肉、豆腐などは体の血液や筋肉の素になる食品で毎日２４０キロカロリーは摂りたく、摂取カロリーを増や

図表66　適正エネルギー量の求め方

適正体重 (kg)	×	軽い仕事 25〜30(キロカロリー) / 中程度の仕事 30〜35(キロカロリー) / きつい仕事 35〜40(キロカロリー)	＝	1日の総エネルギー量 (キロカロリー)

まず適性体重*を求め、日常の活動量に応じて25〜40（キロカロリー）をかけると、１日の総エネルギー量が求められる。

身長（m）×身長（m）×22＝適性体重（kg)*
【例】身長165cmで事務職（軽い仕事）の場合
1.65×1.65×22≒60kg
60×（25〜30）＝1500〜1800キロカロリー

す場合は３２０キロカロリーを第二群から摂取するようにします。ビタミンやミネラル、食物繊維を多く含む野菜や芋類、果物、きのこなどは第三群に含まれ、これらの食品は体の調子を整えますので、毎日２４０キロカロリーを摂りたいところです。第四群の穀物、砂糖、油脂は体のエネルギー源となり体を暖め動かすために使われますので摂取カロリー量の調整に用い、一日に１６００キロカロリー、２０００キロカロリーを摂取したい場合は第四群の食品でそれぞれ８８０キロカロリー、１２００キロカロリーの食品で補う、といった具合にして調整します。

〔図表65〕の説明で第何群の食品を２４０キロカロリー、３２０キロカロリーなどと複雑な数値を述べました。これを単純化するため、卵一個、ジャガイモ一個、アジ一尾などと調理に用いる食品の分量が80キロカロリーに相当することが多いのを利用して、一つ80キロカロリーの食品を一点として何点摂れば何カロリーになるかを簡単に計算します。そして、自分に適した体重を維持するためには何キロカロリーの食品を摂ればよいのかについて〔図表66〕に沿って述べます。

まず適正な体重は身長（m）×身長（m）×22＝の式で求められます。適正体重に仕事のきつさに応じたキロカロリー数を掛けますと、一日に必要な総エネルギー量が計算できます。そのエネルギー量に合わせた食事量を〔図表65〕に応じて摂りますが、第一〜第三食品群の食べ物は毎日必ず２４０〜３２０キロカロリー（三〜四点）ずつ摂り、残りのカロリーを第四食品群で加減します。また、何メッツ（METs）かの強さの日常生活や趣味・スポーツなどを1時間行ないますと［体重（kg）×METs］のキロカロリーに相当するエネルギーを使ったことになり、食事量は増やせます。このようにゆるやかな食事療法で太らない健康体を維持したいものです。

ダイエットとリバウンド

昔はふっくらとした肥満気味の人が美人とされていましたが、肥満の人が増えている現在では痩身願望が強く、女性を中心にダイエットに挑戦している人が増加しています。痩身願

図表67　ダイエット食品の区分と素材

ダイエットサポート食		
繊維補給	水分補給	サポート食
サイリウム	ミネラルウォーター、スポーツドリンク	
デキストリン、オオバコ、こんにゃく、食物繊維飲料	ドリンクボトル	寒天・こんにゃく食品、低カロリー飴、生食（センシク）、ダイエットジャム、えごま油、低カロリースナック
カーボン、イヌリン、ビートファイバー、ペクチン、さつまいもファイバー、アップルペクチン、小麦ふすま、小麦ファイバー、ポリデキストロース		ゼリー飲料（ダイエット）、健康オイル、禅食、ダイエットバー

注）本表は、インターネット通信販売のサイトに掲載されていたダイエット食品（2004年12月現在）

望が広がる理由として、成人病ないしは生活習慣病対策が普及啓発され、痩せていることが健康的であるといった誤解が広がったこと、自分を変身させて他人とを識別させるために美容整形よりも痩せるほうが容易で確実な成果が上がること、若い人のファッショナブルな衣服は痩せている人に似合うように作られていること、などが挙げられます。

痩せているのが健康的であるといった誤解は病的肥満が様々な合併症を生じるという危険性を短絡的に捉えた結果で、すでに〔図表25〕でBMIが21以下の人はBMI24以上の人より数年以内に死亡する確率が二〜三割高いと述べましたように、痩身は決して健康によくありません。

大学生の骨密度を調べた研究では痩せてい

る人の骨内カルシウム量は少ないことが分かっていますし、私の経験から手術をした後の回復の状態、病気にかかった際の治り方などについては、痩せている人や菜食主義の人は不利です。痩せている人のほうが似合う服が多いといったアパレル産業界に関わるヨーロッパのファッションモデル業界でも、あまりにも痩せているモデルを使わない国がいくつか出てきたように、痩せている人に似合う服の流行には歯止めがかかりそうです。

変身願望を痩身で達成した後は次の目標を失い、ダイエットを止めてしまうことになります。ダイエット中止後は抑えていた食欲を満たそうと過食気味となり、以前より体重を増加させてしまうことが多いです。〔図表67〕に示すダイエット食品のうち確実な作用のある食品を食事に加えるなどして過食・リバウンドを抑えることも必要です。ダイエットサポート食としては食物繊維の多いコンニャクや食物繊維飲料、またビートや小麦のファイバー、小麦のふすま、カーボン、イヌリン、アップルペクチンなどは消化管内で消化酵素が作用しにくく、脂肪などを吸着して体内にエネルギーとして移行させにくい食べ物があり、抑えていた食欲を満たす際にこれらを食べるなどの工夫をお勧めします。

最近、人間の腸管内では消化されないとされていた食物繊維ですら、部分的には分解されて糖分となって体内に吸収されることが分かってきました。そのことから、食べたほうが痩せるといった食品がはたして存在するのかは疑問です。また、体重減少に確実に効くといっ

図表68　ダイエット食品用素材の安全性・有効性

ダイエット食品用素材	広告あるいは表示されている機能	安全性	有効性
シロインゲン粉末	シロインゲン豆から得られたファセオラミンについて、デンプンからのエネルギーの利用を軽減させる作用が臨床的に研究されている。	シロインゲン豆抽出物の適切な経口摂取は恐らく安全。	評価するための信頼できる証拠が不十分。
ビート（甜菜）	ビートは肝臓の代謝を増強し、血液を豊富にする。	薬用量のビートの安全性については、信頼できる情報が不十分。	ビートの有効性については、信頼できる情報が不十分。
キトサン	キトサンは、食物中の脂肪やコレステロールを被い包むことで、これらの成分の吸収を抑える。	4週間までの経口摂取は恐らく安全。	体重減少については、恐らく無効。

（国立健康・栄養研究所監修：健康栄養食品テキストブック表3, 12　P141, 2006より）

たお茶やサプリメントを調べてみますと、利尿剤が含まれていたなどと健康を損ないかねない物質が混ざっていることが稀にはあります。たとえ、有害な薬が混ざっていなくとも痩身効果のあるサプリメントの効果についての根拠は、試験管内での消化吸収抑制効果や動物実験の結果によることが多く、実際に痩せたのかは科学的に研究されていないのが実情です。

独立行政法人国立健康・栄養研究所では九つの主栄養素吸収抑制食品について研究して、その結果をインターネットで公表していますが、そのうち三つについて〔図表68〕に示します。

白インゲン豆やその粉末に含まれるファセオラミンは、デンプンの体内への移行を減少させるとしてダイエットサプリメントとして利用されていますが、国立健康・栄養研究所の研究では白インゲン豆の抽出物を経口摂取しても安全ではあるが、ダイエット効果については評価するための信頼できる根拠が不十分とされました。

ビートは肝臓の代謝を増強し、血液を豊富にしますが、薬として大量に摂取した場合の安全性について、またダイエットサプリメントとしての有効性について、いずれも信頼できる情報が不十分とされています。

キトサンは食べ物に含まれる脂肪やコレステロールを被い包んで、腸管から体内への吸収を抑えることによってダイエット効果を発揮するとされています。キトサンについて国立健康・栄養研究所が調べたところ、経口摂取を四週間続けても安全であることは分かりましたが、体重減少効果があるかについてはおそらく無効であると結論づけています。

以上のようにダイエット食品、特に高額を投資してダイエットに効果的と思われるサプリメントを摂取しているから安心と考えないで、前項で示しましたゆるやかな食事療法を実行しつつ、何メッツかの強度の日常生活・趣味・運動を組み込んでリバウンドを起こさないようにしたいものです。美容や嗜好だけで好ましいBMI以下にまでダイエットをすることには賛成しませんが、メタボリック症候群が疑われるほどの肥満になった場合は、リバウンドのないダイエットに成功したいものです。

たまにはステーキだって食べたい

たまといわず、時々ステーキやトンカツをたらふく食べることは必要なことです。この章では、食の健康法について5項目にわたる説明をしてきました。いずれもＢＭＩを減らすためのダイエットや運動の重要性が話の内容となっていますが、世の中にはステーキという美味しい食べ物があるのに、これを食べると命を縮めるのではないかと思いつつ、この本を読んでおられるのではないかと心配です。しかし、ゆるやかな食事療法でも述べましたように第二食品群としての魚介や肉など良質の蛋白質を毎日２４０〜３２０キロカロリー（三〜四点）を摂るように勧められます。

このように体の筋肉や血液を造るための材料である蛋白質を摂ることは必須です。特に、高齢者では栄養不足が体力を低下させ、病気にかかりやすくし、これらが関係して死亡率を増加させるなど低栄養は快適生活の敵です。

〔図表69〕は七〇歳の高齢男女の血清アルブミン値とその後一〇年間の生存率との関係を東京都老人総合研究所で調査された結果を示したものです。①男性では血清アルブミン値が４・１ｇ／dl以下、女性では４・２ｇ／dl下の人たちの一〇年後の生存率は約60％と低く、毎年４％の人たちが亡くなり、一〇年間で約40％の人たちが死亡していました。

一方、④男性で血清アルブミン値４・６ｇ／dl以上、女性で４・７ｇ／dl以上の人たちの

図表69　70歳の高齢者における血清アルブミン値と生存率

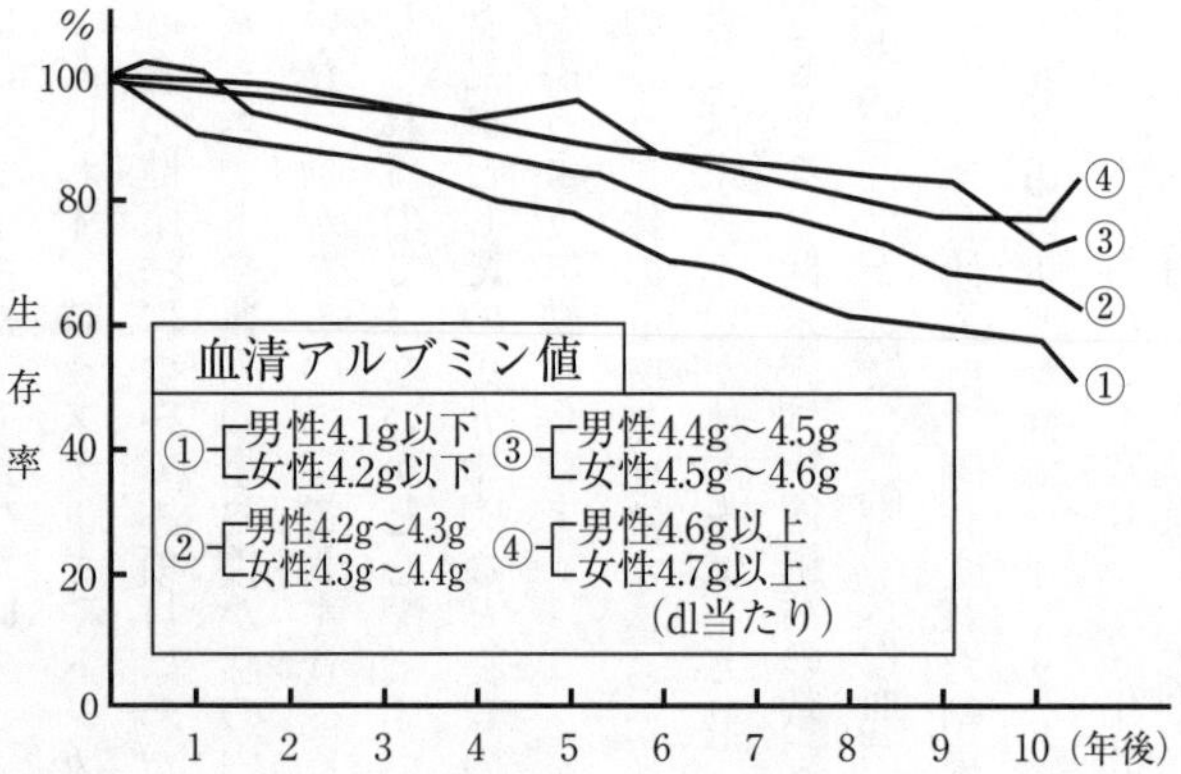

一〇年後の生存率は約80％と高く、血清アルブミン値の低い人たちに比べて一〇年後に生存している人の割合が約三割増しにもなっていました。血清アルブミン値は高齢者が歳を重ねるとともに低下する傾向を示しますが、〔図表70〕から肉類や牛乳を摂取することで改善できることが分かります。

私たちの血液は赤血球や白血球など小さな粒子の成分と血清という水の成分とで成り立っています。血清には全身の細胞がうまく働いて生きていけるようにと様々な栄養素や酵素、体の素材などが含まれていますが、１００ml当たり約８グラムの蛋白質を含んでいることが活動的な毎日のために必要です。血清中の蛋白質の五〜六割を占めている主成分が血清アルブミンで、その減少は血液中に含まれる蛋白質の減少と比例します。血液中

図表70　肉を食べることによる血清アルブミン値の変化

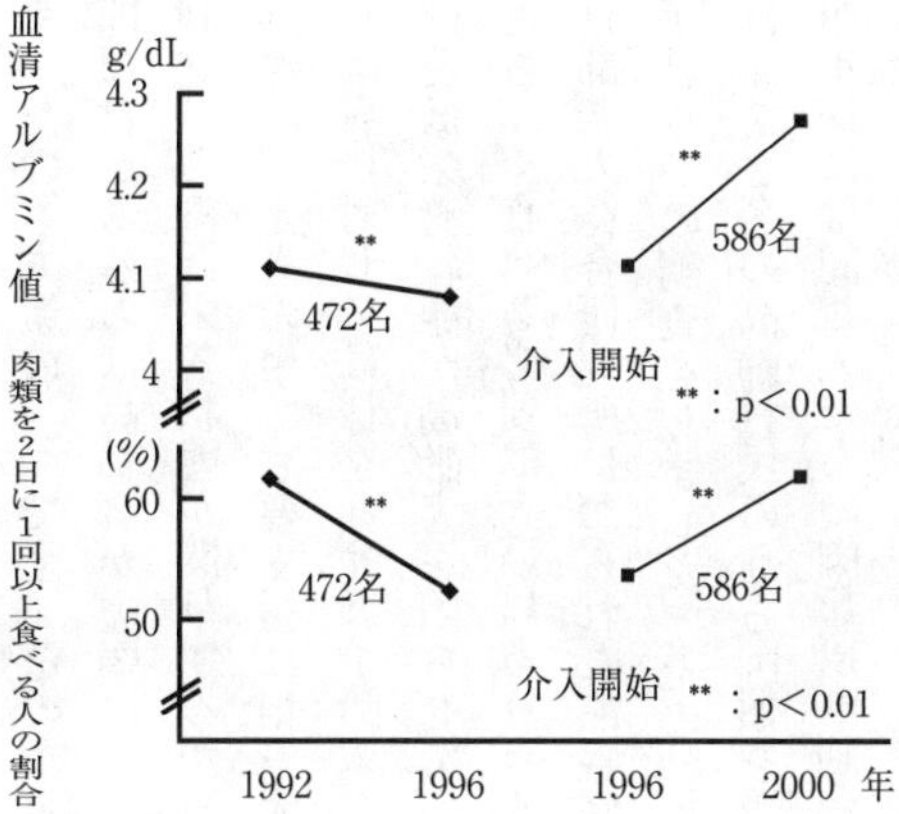

の蛋白質の減少は怪我をした際の傷の治りを遅くしたり、筋肉の衰えや体力の低下を招く、病気への抵抗力を低下させる、など人生八〇年時代の快適なセカンドライフの敵となります。

最近では介護保険の該当者が増加の一途をたどり、二〇〇〇年に四〇歳以上の全国民が支払っていた毎月の介護保険料約三〇〇〇円に比べて二〇〇七年では月に四〇〇〇円以上となっています。このまま介護保険料の増加率が続けば、五年後には毎月六〇〇〇円にも達しそうで、中高年国民を苦しめることになるため、六年間で2倍近くにもなった介護認定者の新たな増加を抑える方策が考えられています。

高齢者が要介護状態に陥るのは脳卒中や骨

折だけでなく、様々な原因に基づきますが、その原因をチェックするために約25項目からなるチェックシートを作成して、一般の高齢者に記入していただく制度が二〇〇六年から全国で始まったのも方策の一つです。その項目の一つに低アルブミン血症の有無を推定するための質問項目があるのは高齢者が虚弱になって要支援・要介護状態になるのに低アルブミン血症で判定できる低栄養状態が関与するからです。

介護保険認定者の中でも要支援に相当する高齢者、一般国民の中でも質問項目に該当する特定高齢者に対しては様々な介護予防策が講じられますが、その一つに栄養指導があります。これほど低栄養状態が高齢者を困らせていますので、たまといわずに時々ステーキやトンカツをたらふく食べる必要は大いにあります。

東京都老人総合研究所におられた熊谷修先生らは、ある村で肉類を二日に一回以上食べているかどうかの調査をしました。その結果、〔図表70〕の下のグラフに示すように一九九二年には472名の高齢村民のうち肉類を二日に一回以上食べている人は60%強だったのですが、四年後には同じ人たちの肉類摂取割合が50%台に低下していました。

このように高齢になればなるほど肉類を食べる頻度が減少しますが、それと並行するように〔図表70〕の上のグラフに示すように血清アルブミン値が低下していきます。そこで、熊谷先生らは村の高齢者586名に対して肉類・油脂類を積極的に摂るようにと指導しました。その結果、一九九六年には二日に一回肉類を摂っていた高齢者の割合が50％台であったところ、四年後には60％強に回復し、それと並行するかのように4・1g／dlの血清アルブミン値が4・2g／dlに増加しました。〔図表69〕で血清アルブミン値が0・5g／dl低いだけで死亡する人の割合が2倍に増えていることを考えますと、肉類を食べる努力で血清アルブミン値が0・1g／dl増加したことは健康長寿に大いに役立つと考えられます。

人間の体の半分以上は水です

最近になって使われなくなった言葉でドライな人、ウエットな人という表現があり、こだわらないで先へ進んでいく人をドライな人と呼ぶようですが、医師の目から見ますと人はみなウエットといわざるを得ません。地球の誕生と並行するようにして生まれた生命体、細胞は海の中で生まれて子孫を作り、人類にまで進化・繁栄してきましたが、氷や熱湯の中で生きる細胞がいても水なしで生きる細胞はいません。約六〇兆個の細胞を含む人間も、皮膚でできている皮袋の中に海水を入れて二本足で歩くウエットな動物ということになります。

それでは人の体にはどれくらいの量の水が含まれているのでしょうか。答えは〔**図表71**〕に示すように若年者と高齢者では異なっていて、若年者では全身の62％が水分でできており、高齢者では53％が水分とされています。いずれにしても人間の体の半分以上は水といえます。

図表71　若年者と高齢者との体内組成の違い

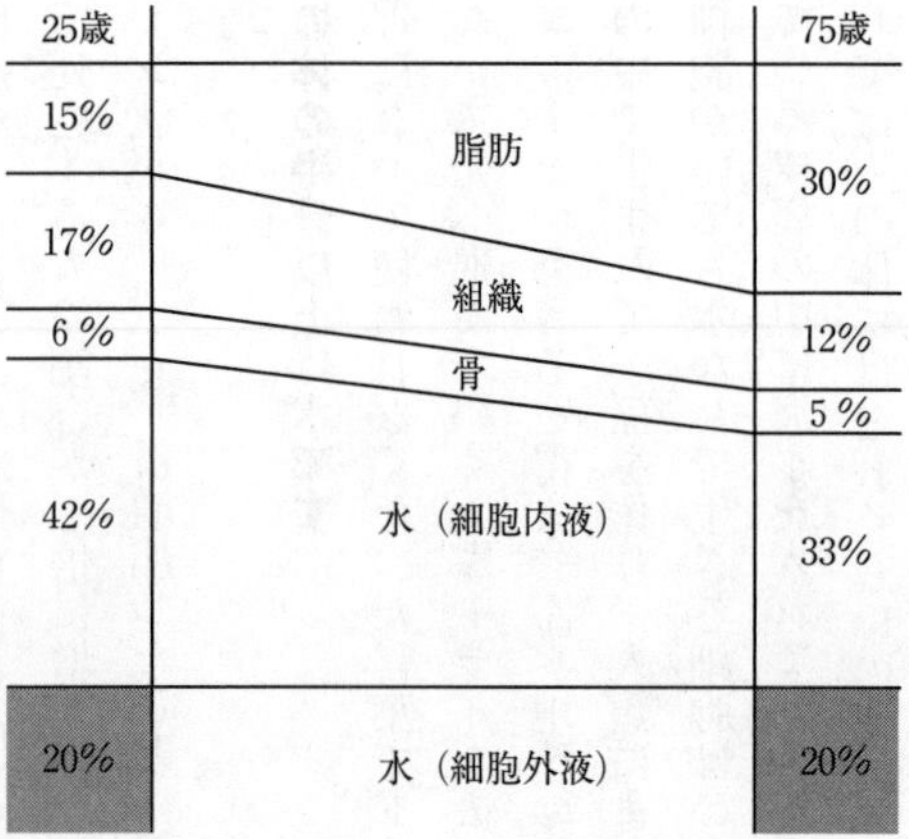

Goldman, R : J Am Geriatr Soc 18 : 766, 1970.より

水もしたたると表現されるように若い人では体の約三分の二も水分が含まれていますが、高齢者では水分が約二分の一にまで減少することがいろいろな問題を起こします。ひと口で体内の水分といっても細胞の外にある水分は約20％と一定しており、高齢者で減少する体内水分は主として細胞内の水分ですので、水分の少なくなった全身の細胞は働きに変化を現わします。〔図表71〕に示しますように高齢者の水分の減少とともに生じる体内脂肪分の2倍にも及ぶ増加に注目すべきです。高齢者の水分の減少により、後で述べるテーマ、脱水症状を起こしやすい、薬の効き目に影響が現われる、などと若い人と外見上では違わなくても思わぬ症状の出現に戸惑わされます。

薬は大きく分けて水に溶けやすい鎮痛剤のような薬と、油に溶けやすい睡眠剤のような薬とがあります。ほとんどの薬は水に溶ける性質を持っていますが、高齢者では若い人に比べて体重が減少気味な上、体内に含まれている水分が減少していますので同じ投与量の薬でも水に溶ける薬は胃腸から吸収されて体内に入った場合に濃度が高くなってしまいます。これは薬を少ない水で溶かしているためで、薬の効果が強く現われ、また副作用も強く現われます。

一方、油に溶ける睡眠薬のような薬は低体重の高齢者であっても2倍量の脂肪に拡散しますのでなかなか効果を現わさず、仕方なしに睡眠薬を追加して飲みますと効果は現われますが、大量の薬が脂肪に含まれてしまうために朝になっても目覚めが悪く、転んだりすることもあります。

人間の体の半分以上が水からできているとしても、体内に含まれている水分の割合が年齢によっても著しく異なりますので、それとともに水が保有しているミネラルや蛋白質、老廃物の濃さにも変化が出てきます。たとえば高齢者の血液検査の結果、蛋白質が分解されて残った老廃物、カルシウムやカリウムなどのミネラル、蛋白質やアルブミンの量、赤血球の値などが増えているように見えても、その値が体液の濃縮により一見して増加しているように見えるだけなのか、本当に増加しているのかどうかを判断しなければなりません。

この判断には皮膚や口の中の乾き具合、食欲、外気温やエアー・コンディショニングの有無などの情報や、他の検査値で不自然な増減がないかなどを総合的に判断した正しい検査値であるのか、見せ掛けの検査値であるのかが判断されます。したがって、血液検査の値を知った場合は、その値だけで一喜一憂しないで、医師に検査値の示す意味を聞いてください。

検査値の読み方を詳しく述べましたのは、血液中に老廃物が増えている場合に、腎臓の働きが低下して老廃物を十分に捨て切れなかった可能性を考えなければなりませんし、カルシウムが増えていますとホルモンの分泌異常で骨が壊されて腎臓結石ができやすい病気を考えなければならないからです。血液中にカリウムが増えますと心臓のリズムが狂うことがあり、血液中の蛋白質や赤血球が増え過ぎますと血液のがんを疑ったり、心臓や脳内の血管が詰まってしまわないかに気をつけなければなりません。一方では、血液中の蛋白質やアルブミンの量、赤血球の増加は、低栄養や貧血の人にとっては回復の目安となります。

このように少しの体液の変化にも気を配らないと快適なセカンドライフを保証できないと考えている医師が多いのは、人体に含まれている六〇兆個の細胞が、海水中で生まれて進化してきた生物の祖先の環境条件から離れられないで、いつまでも水を要求し続けているからです。〔図表72〕に示すように海水と人間に含まれる元素を多い順に並べますとほとんど同じで、海水より人間に多い筋肉や脂肪を構成している炭素や窒素を除いた体液は海水と似た

図表72　海水と人体に含まれる構成元素の多い順

	1番目				5番目						11番目
海水	水素	酸素	ナトリウム	塩素	マグネシウム	イオウ	カリウム	カルシウム	炭素	窒素	
人体	水素	酸素	炭素	窒素	ナトリウム	カルシウム	リン	イオウ	カリウム	塩素	マグネシウム

構成をしています。このことから、心・腎不全のように過剰に水分が体内に溜まる病気でなければ、体に対する水遣りをすることが快適なセカンドライフには必要です。

水道水はそんなに体に悪いのか

この問いに対する答えは「悪くありません」です。国内の様々な都市や町村に敷かれている水道水の水源としては池や川、地下水を使っていますが、どの地域の水道水であっても汚れや細菌の混入には神経を使って管理していますので安心して飲めます。

かつて私が東京都衛生局で事務の仕事をしているときに、関東のある県でゴルフ場の近くの地下水を水源とする水道水に微生物が発生したことがありましたが、それが判明するとすぐに給水を止めるなど管理は徹底していました。また、水源とする川に化学的な汚染物質が流れ込んだ場合にも、すぐに取水停止をするほど各地の水道では水質を維持するのに気を使っています。ただ、水道水の細菌対策として塩素を混入していますので、井戸水を使い慣れている人が初めて水道水を飲んだ場合には塩素の臭いでびっくりするかもしれません。しかし、塩素入りの水道水でもやかんに入れてしばらく放置しておいたり、冷蔵庫内で冷やしておきますと塩素が抜けて普通の水になります。

かつては水道水に藻の臭いがしてまずいと思った都市もありましたが、最近では臭いを吸着する技術が発達しているためか、その都市の水道水もほとんど臭いがしなくなっています。このことから、ある都市の水道水を冷やして飲んだ場合と市販のミネラルウォーターを冷やして飲んだ場合とを一般の人が目隠しで比較しても区別がつかなかったといわれています。日本の水道水が美味しいのは、ほとんどがミネラルを含んでいない軟水だからです。

一般的に日本の河川は〔図表73〕に示すように山に降った雨が急流となって川を下り、300㎞も流れないうちに海に注ぎ込むといったような山国の地形を流れていますので、その途中から取水された水道水はミネラルの含有量が少ない軟水がほとんどなのです。これに比べてヨーロッパやアメリカ、アジア大陸を流れる河川は、山の水が1000㎞以上も平原を流れてやっと海に到達していますので、何日間も土壌に触れている間に塩分やカルシウム、マグネシウムなどを川の水の中にたくさん含んでしまい硬水となりやすいのです。

図表73　日本と諸外国の河川勾配比較

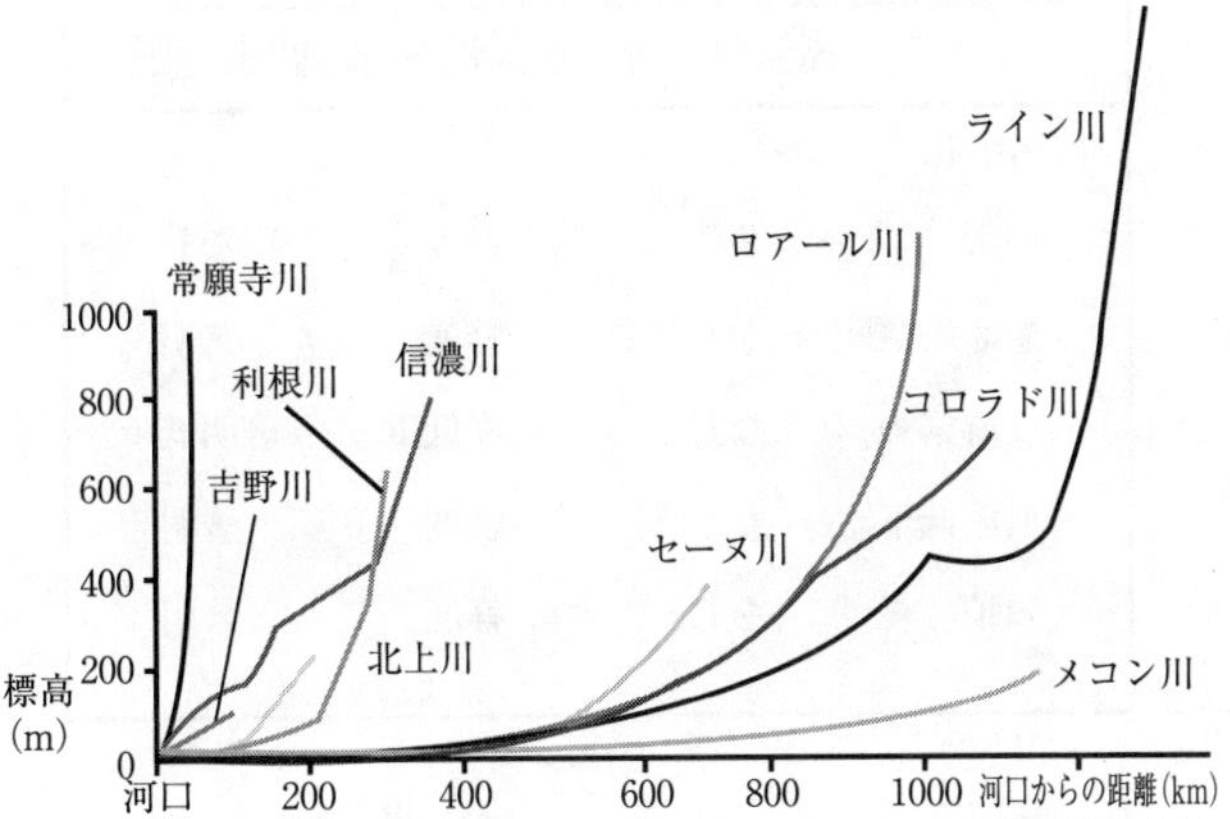

※国土交通省資料より

フランスのパリのセーヌ川はあまりにも平らなパリ近郊の平原を曲がりくねって流れているために、パリから郊外に出て行くのに二～三回もセーヌ川の橋をわたり、驚かされることがしばしばです。セーヌ川から取水しているパリの水道水は、ミネラルの含有量が多くまずいといわれており、パリの水道水を沸かすとうっすらとカルシウムの沈殿物が膜状に浮くといわれています。このようなことのない日本の水道水は、体に絶対に悪くないといえます。

高齢者にこわい脱水症状

高齢者の体では水分が少なくなり脂肪分が多くなること、喉の渇きを感じる口渇中枢が鋭敏に働かないこと、などにより口から十分

図表74　脱水のタイプとおのおのの症状

	高張性脱水	等張性脱水	低張性脱水
臨床症状			
口渇	著明	軽度	なし
悪心・嘔吐	なし	軽度	著明
皮膚緊張	なし	軽度低下	著明低下
血圧低下	なし	軽度	著明
頻拍	なし	軽度	著明

な食事が摂れないときや、熱が出た、下痢をした、室温が高いので汗をかいた、といった場合には容易に体液量が不足してしまいます。これを脱水と呼びますが、脱水には主として水分が少なくなる場合、水分とミネラルの成分とが等しく少なくなる場合、水分よりミネラルの成分が少なくなる場合、の三つがあります。

体から水分のみがどんどん出ていきナトリウムをはじめ塩分、ミネラル分が濃くなった高張性脱水症が生じた場合は、塩分が体内の六〇兆個の細胞の中の水分を搾り出して体内の血液量を増やすことができます。そのため〔図表74〕に示すように低血圧に伴う悪心・嘔吐、頻脈、脱力感は生じにくく、皮膚の緊張は比較的よく保たれていますが、水分の少ない粘膜は乾いて口渇感が強くなります。

一方、発熱、大量の発汗、下痢、嘔吐、利尿薬の長期間使用などによりナトリウムなどミネラル量が少なくなって、水分量もやや減るといった低張性脱水症では塩分が細胞内の水分を搾り出すことができません。そこで血圧が低下して悪心・嘔吐が出現し、皮膚の緊張が低下し頻脈となりますが、粘膜細胞は強い影響を受けませんので口渇感が生じません。水分もミネラル分も並行して消失する等張性脱水症では口渇も血圧低下も軽度で、高張性脱水症と低張性脱水症との中間的な症状を示します。

高齢になるほど脱水症にかかりやすく、八五歳以上の人では七〇歳代の人の2倍も脱水症にかかりやすくなります。高張性脱水症では血液中に多い塩分が細胞内の水分を搾り出して血液量を増やすために低血圧や悪心・嘔吐が生じにくいといいましたが、若い人に比べて症状の軽そうな高齢者でも細胞内水分の不足により気がつけば重篤になっていることもあります。

一方、高齢になりますと血液中のナトリウムを保持する能力が低下しますので、容易に低張性脱水症に陥り食欲不振、全身倦怠感といったはっきりしない症状が現われます。そこで、夏に元気がないなと気づいた場合には、脱水症がないかに配慮し塩分・水分を摂りますと、早く回復して快適なセカンドライフを復活できることになります。このように高齢者では脱水症状は様々ですので、発熱・下痢、利尿剤内服、室温上昇など、水分消失が生じる状況や環境下では小まめな水分の補給が必要となります。

図表75　脱水の症状・所見・検査値など

現病歴	脱水症状 口渇、尿量減少、口腔乾燥、悪心、嘔吐、食欲不振、立ちくらみ、動悸、倦怠感、頭痛、意識障害など 脱水をきたしやすい病態 軽い意識障害、発熱、発汗、嘔吐、下痢、尿崩症、呼吸困難など
既往歴	脳血管障害、認知症、糖尿病、呼吸器疾患、消化器疾患、感染症、高血圧、寝たきり、利尿薬・下剤の使用など
所見	皮膚・舌・口腔粘膜の乾燥、体重減少、頻脈、血圧低下(起立性低血圧)、腱反射亢進、痙攣、意識障害、発熱など
検査所見	ヘモグロビン、残余窒素、クレアチニン、ナトリウム、カリウム、血清浸透圧などの異常 脱水の原因疾患に関連した検査値異常 尿量、尿比重、尿中電解質の異常

脱水のタイプについて述べましたが、脱水の原因や症状などを述べます。〔図表75〕に示すように脱水の原因としては、ぼんやりしている、あまり水分を摂りたがらないといった軽い意識障害、発熱、発汗、嘔吐、下痢、非常に多くの尿を出す尿崩症、口をあいて呼吸する呼吸困難、などが挙げられます。また、過去の病気として呑み込みが悪くなる脳血管障害、飲水に興味を示さない認知症・寝たきり状態、尿量が多くなる糖尿病・高血圧症、口からの水分消失が増える呼吸器疾患、発汗が増える感染症、そして尿・便からの水分消失が増す利尿剤・下剤の使用などが、脱水の要注意状態として挙げられます。

脱水症で口渇を訴え、口・舌や皮膚が乾き、少しぼんやりしてきた場合は、水分が体重の

5％以上少なくなっていると推定できます。もっと進行して意識がなくなれば、体重の10％以上も水分が消失しています。他に脱水症状として体重減少や尿量減少がありますので、普段から尿量のチェック、体重測定などをしておきますと脱水の早期発見に役立ちます。

高齢者に脱水が生じますと、口の中で舌が濡れていないために粘膜に付着しています。医療機関では血圧が低下しているか、脈拍が速くなっているか、などを調べた後に、赤血球の成分であるヘモグロビンの量を調べます。ヘモグロビン量は高齢者では減少傾向が見られますが、栄養がよくなさそうな割には血液中のヘモグロビン量が予想外に多い場合は脱水による血液濃縮を疑います。体内で蛋白質を分解して利用した残りかすである残余窒素、クレアチニンが血液中に増えている場合は腎臓の働きが悪く尿として捨てきれなかったか、脱水のために血液中に濃くなったのかのいずれかです。これについてもむくみや血液中のリンの増え方の多さから腎臓の働きを類推して血液の濃縮、すなわち脱水状態を推定します。

血液中のナトリウムやカリウムが多い場合、そして脱水の症状があれば高張性脱水症を疑い、その際は血液の中でも水の成分である、血清の浸透圧や尿の比重を計測して脱水の存在やタイプを見極めます。たかが脱水症であっても高齢者にとっては様々な症状を示し、時には命に関わる病態となりますので、しっかりと脱水症対策を取ることが必要です。

体にいい食べ物、悪い食べ物

この章ではメタボリック症候群やダイエット、ステーキなど現在の食に関する関心事を強調して述べてきましたが、がん予防といった観点で様々な食品のうち何が体によく、何が体に悪いのかを述べていきます。〔図表76、77〕の左端の列には様々な部位のがんについて述べ、下の欄には様々な食べ物が記述されています。これらの一覧表は今まで世界中で様々な部位のがん患者さんについて食生活の嗜好や習慣を調査して分析した結果をまとめ、食生活とがん予防の報告書として海外で出版された内容を九州大学名誉教授廣畑富雄先生がまとめられたものです。廣畑先生はがんの30～40％を食事で予防できると述べておられます。

野菜と果物は口腔・咽頭癌、食道癌、肺癌、胃癌のいずれについても危険性を確実に低下させ、野菜は結腸・直腸癌の危険性も確実に低下させます。その他、野菜・果物は喉頭癌、膵臓癌、乳癌、膀胱癌の危険性をほぼ確実に低下させるほか、上咽頭癌、胆嚢癌を除くほとんどのがんの危険性を低下させる可能性を有しています。野菜や果物のがん予防効果は優れていて、一日に40グラムしか野菜を摂らない人に比べて２００グラムを摂る人では胃癌になる危険性が約三分の一に低下し、果物を一日に50グラムしか摂らない人に比べて３００グラムを摂る人では胃癌になる危険性が約二分の一に減少します。

その他、がんを確実に予防できる食べ物は少ないのですが、冷蔵しておいた食べ物は胃癌

図表76　がんの危険性を下げる体にいい食べ物など

がんの種類	食べ物など										
口腔・咽頭	↓↓	↓↓		▒							
上咽頭											
喉頭	↓	↓									
食道	↓↓	↓↓	▒	▒		▒ *					
肺	↓↓	↓↓	↓	▒	▒ ①					▒	
胃	↓↓	↓↓	▒	↓		▒ ②	▒ *		▒		↓↓
膵臓	↓	↓		▒				▒			
胆のう											
肝臓	▒										
結腸・直腸	↓↓		▒				▒	▒		▒ ↓↓ ③	
乳房	↓	↓	▒					▒		▒	
卵巣	▒	▒									
子宮体部	▒	▒									
子宮頸部	▒	▒	▒	▒							
前立腺	▒										
甲状腺	▒	▒			▒ ④*						
腎臓	▒										
膀胱	↓	↓									
	野菜	果物	食物中のカロテノイド	食物中のビタミン	食物中のミネラル	穀類	でんぷん	食物繊維	お茶	運動	冷蔵

注）危険率減少（↓↓：確定的　↓：ほぼ確実　▒：可能性あり）
＊危険率増大の可能性あり
①セレン　②全粒　③結腸　④ヨード

（生活習慣と健康（日本医師会編）東京法規出版、2002年より）

図表77　がんの危険性を上げる体に悪い食べ物など

がんの種類	食べ物など													
	アルコール	塩・塩蔵食品	肉	卵	不適切な調理法	総脂肪、飽和／動物脂肪	コレステロール	牛乳・乳製品	砂糖	熱いマテ茶	コーヒー	汚染物質	肥満	体格の特徴
口腔・咽頭	↑↑									■				
上咽頭		↑↑ ①												
喉頭	↑↑													
食道	↑↑									■				
肺						■	■							
胃		↑			■ ②									
膵臓			■				■							
胆のう													■	
肝臓	↑↑											■ ③↑		
結腸・直腸	↑		↑	■	■ ②	■							■	■ a)
乳房	↑		■			■							↑	↑↑ b)
卵巣														
子宮体部						■							↑↑	
子宮頸部														
前立腺			■			■		■						
甲状腺														
腎臓			■					■			■		↑	
膀胱														

注）危険率増大（↑↑：確定的　↑：ほぼ確実　■：可能性あり）
a)成人期高身長　b)若年急成長
①広東の塩魚　②こげ　③アフラトキシン

（生活習慣と健康（日本医師会編）東京法規出版、2002年より）

を確実に減らすことが分かっています。また、にんじん、ピーマンなど緑黄色の強い野菜に含まれるカロテノイドは肺癌に対する予防効果があり、ビタミンの豊富な食べ物は胃癌に対してほぼ確実な予防効果が認められています。多く摂ってよい食べ物としてカロテノイドやビタミン、ミネラルがあり、これらはいくつかのがん予防の可能性が認められていますが、ヨードを多く摂り過ぎますと甲状腺癌に、固い穀類を食べ過ぎますと食道癌に、でんぷんの大食いは胃癌になりやすくなるなど、食べ物によっては大食ががんの危険性を高めることもあります。

がん予防に役立つ食べ物について〔図表76〕を見ますと、なんといっても野菜、それも色の濃い新鮮な野菜を食べるのがよく、体にいい食べ方としては一日に400〜800グラムの野菜を摂りたいところです。しかし、日本人は一日に平均420グラムしか野菜を摂っていません。

体に悪い食べ物について、がんを発症しやすい食べ物を〔図表77〕に載せました。がん発症の危険性が確定的、ほぼ確実、を示す矢印はアルコール、塩に集中しています。アルコールは口腔・咽頭癌、喉頭癌、食道癌など口から胃に到達するまでの粘膜を刺激し、傷つけることによってがん発症の温床を作ります。特にアルコール含有量の高いリキュールや焼酎は接触した細胞に対して強い傷害を与えますので、アルコール消毒が殺菌効果を示すのと同じ作用で細胞をがん化させます。

このことを知っているロシア人はアルコール度の高いウオッカを飲む際には、必ず片手にチーズなどを持ってウオッカと食べ物を交互に口に入れるようにしていることを、私が一九九六年に医療視察のためにモスクワを訪ねたときに教わりました。アルコール健康医学会のガイドブックでも強いアルコール度のお酒は水などで薄めて飲んだり、食べ物を摂りながら飲むようにと勧めています。

アルコールは肝臓癌の危険性を確実に上げますが、これはアルコールの濃さよりも飲酒総量の多いことが危険とされています。アルコールをたくさん飲みますと肝臓ではアルコールを盛んに分解しますが、あまりにも多量のアルコールが肝臓に入ってきますと分解する酵素に変化が生じます。そして脂肪が肝臓に溜まってアルコール性脂肪肝となったり、アルコール性肝炎となり、肝臓の細胞が壊れて肝硬変になり、さらに肝癌を発生させやすくなります。

アルコールを飲む量と肝硬変の発生率は比例していて、肝硬変を有する男性は日本酒換算で一日に六合以上、二〇年間の習慣性飲酒を続けており、肝硬変を有する女性は日本酒換算で一日に三〜五合、一二年間の飲酒習慣を有しているといった調査結果があります。お酒は食べ物と一緒に、友達と語りながら、濃いアルコールは薄めて、そして午前様になる前に切り上げて飲むようにアルコール健康医学会のガイドブックでは勧めています。

塩分の摂り過ぎは高血圧の原因になるだけでなく、上咽頭癌の危険性を上げることは確定的です。また塩分は胃癌の危険性を、肉は結腸癌・直腸癌の危険性をほぼ確実に上げることが分かっていますが、日本人の塩分摂り過ぎ傾向はまだ改まりません。東北地方では以前に一日30グラムも塩分を摂っていたのを減らしたところ、高血圧だけでなく胃癌までもが減少しましたので、体に悪い食べ物は大量・濃いアルコール、塩分ということになります。これらを少量に抑えて食生活を豊かにしてがんの発症を防ぎたいものです。

バランスのよい食べ方とは

〔図表65〕には栄養を考えた上でのゆるやかな食事療法について述べていますが、栄養学といった固苦しい内容ではなく、毎日の食事の食べ方でがんを防げるような方法はないかについて述べます。

バランスのよい食べ方の第1に挙げたいのは朝・昼・夜の食事をきちんと摂ることです。同じ食事量を摂るのに一日二回でも三回でも体にとっては同じだろうと思われるかもしれませんが、食事は精神を豊かにする文化的な側面を持っていて、ただ単に栄養素やエネルギーの補給だけではないのです。アジアのある山村では村の入り口で村人が客人を待ち構えていて少量の食べ物や飲み物を差し出し、それを口にした客人は友好的であるとして歓迎する習

図表78　朝食の欠食率（性・年齢階級別）

（厚生労働省平成８年国民栄養調査）

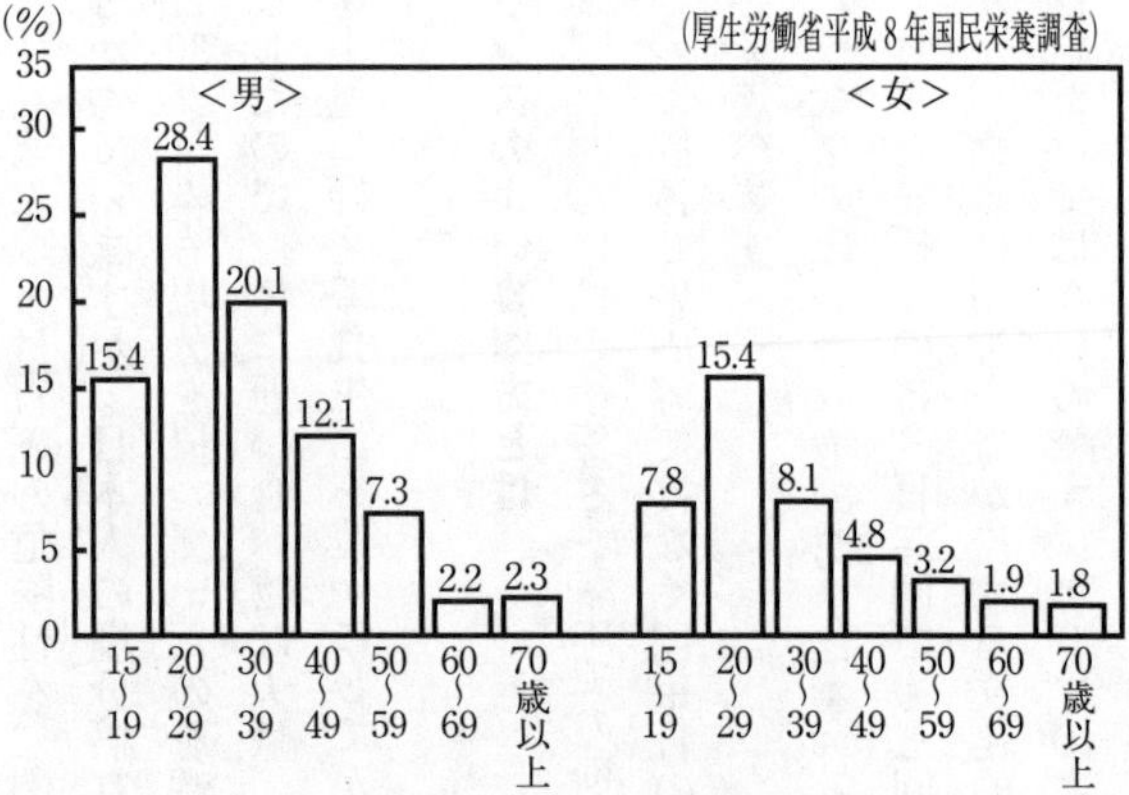

男性・青壮年者に欠食が多い

慣がありますし、また同じ釜の飯を食べてはじめて打ち解けるといった感覚もあります。このことから、明治以来続いてきた一日三度家族と顔を合わせて食事を摂ることは、毎日の順調な行動と安定した精神状態には必要なのです。

ところが、〔図表78〕に示しますように朝食を欠食する国民が青壮年者を中心にして増えてきています。国民栄養調査で朝食と蛋白質の摂取量との関係について調べられたことがありますが、朝ごはんを欠食する人はどの年代の男女とも三度の食事を摂る人に比べて蛋白摂取量が20～30％少なくなっていました。肥満気味の人であっても蛋白摂取量を減らすことは強い血管・組織を保持する上でよくありませんし、通常の体重・低体重の人にとってはもっとよくありません。

朝食を欠く子どもに落ち着かない・やる気のない子どもが多いともいわれ、また一人で朝ごはんを摂る子ども・青年が増えてきていますが、孤食では配慮の効いた食事をゆっくりと噛んで食べる習慣が失われてしまいます。家族や友達と一緒に食事を楽しむことは食欲を増し、ゆっくりと噛んで食べる習慣に繋がりますので孤食を避けることは大切です。

食事の内容については細かな栄養素の検討は抜きにして、たくさんの種類の食品を摂ることをお勧めします。国では一日に30品目の食品を口にするようにと勧めています。〔図表34〕では一日に30品目より多く食べている中高年者は食品数の少ない中高年者に比べて死亡する人の割合が四分の一以下に低下しているといったように、多くの種類の食べ物を口にすることが大切です。よほど体にとって悪い食品は別にして、多くの種類の食べ物は体にとってプラスの面とマイナスの面とが同居していますので、数多くの食品を摂ることによりプラス・マイナスの両面を相殺でき、結局はバランスのよい食事を摂っていることになります。

もう少し具体的にがん予防のための食事の食べ方を〔図表79〕のがん予防14か条に沿って述べます。まずは多種類の野菜や果物、豆類、ご飯、麦など食物繊維の多い食べ物を摂ることの効果は〔図表76〕に示した通りで、すでに述べましたように野菜・果物を一日400～800グラムは摂りたいところです。様々な穀物、豆、芋類を一日に600～800グラム

図表79　食物栄養（および関連要因）に関するがん予防14か条

（注：重要な順序に第１条から並んでいる）

1．植物性食品を中心に、多様な食物を摂取する
植物性食品を中心にした食事、多種類の野菜や果物、豆類、それと精製度をなるべく低く抑えたでんぷん質の主食食品を豊富に含む食事をする。

2．適性体重の維持
低体重や過体重を避け、成人期を通じての体重増加を５kg未満に抑える。

3．身体活動の維持
活動的なライフスタイルを維持する。１日１時間の速歩かそれに匹敵する運動と、さらに１週間に少なくとも合計１時間の活発な運動をする。

4．多様な野菜類・果物類を多く摂取
多種類の野菜類および果物類を、１日あたり400〜800g食べる。

5．植物性食品から総エネルギーの45〜60%を摂取する。
多種類の穀物、豆類、いも類を１日に600〜800g食べる。これらは糖度の低いものが望ましい。

6．酒類の飲用を控える
飲酒する場合は、１日あたり、男性は２ドリンク（１合）以下、女性は１ドリンク（１／２合）以下に制限する。

7．赤みの肉は１日80g以下
赤みの肉（牛肉、豚肉、羊肉、それらの加工品）は１日あたり80g以下に抑える。

8．動物性脂肪の多い食品の摂取を抑える
総脂肪や油の摂取は、総エネルギーの15%から多くても30%を超えない範囲とする。

9．塩分は１日６g以下に
１日の食塩摂取量は、成人で６g以下にすべきである。

10．カビの毒で汚染されたものは食べない

11．食品の保存に気をつけ、冷蔵庫に保存

12．食品添加物や残留成分の摂取に気をつける
添加物、汚染物質などが適切に規制されていれば、大きな問題ではない。

13．黒焦げになったものは食べない
肉や魚を食べる場合は黒焦げになったものは避ける。

14．以上の勧告を守れば、補助食品・補助栄養剤は不要

は摂って、総エネルギーの45～60%をこれらのでんぷんで摂取します。

〔図表77〕の説明で肥満が子宮体部癌の危険性を確実に増し、乳癌・腎臓癌の危険性をほぼ確実に増すことについては述べませんでしたが、これらのがんとともにいくつかのがんは肥満と関係していますので、やや高めの適正体重の維持程度に努めることも必要です。また、〔図表76〕のように運動が結腸・直腸癌の危険性を確実に低下させるなど、運動が危険性を低下させるがんはいくつかありますので、活動的なライフスタイルが楽しい人生のために必要です。

お酒は百薬の長といわれるように少量をたしなむ程度なら健康によいのですが、毎日飲む場合は男性では日本酒に換算して一合以内、女性では半合以内が望ましいです。もう少し飲みたいと思っている人もいるかもしれませんが、骨粗鬆症になりやすい原因としてのアルコール量は日本酒で一日一合以上となっていますので、毎日の飲酒量は一合以下が適切です。

いろいろな種類の肉を食べ、たまにはステーキをたっぷりと食べることは必要ですが、毎日食べる肉の量は80グラムぐらいとし、総エネルギー量の30%近くになりつつある脂肪分の摂取量を20～25%程度と控えめにし、しかも植物性の脂肪で摂るようにしたいものです。

塩分を一日6グラム以下にしたい理由はすでに述べました。カビの生えた食べ物、黒焦げになった食べ物は控えることが望まれます。このようにして食べ物に気をつけていれば、サプリメントの助けを借りなくとも十分に栄養・エネルギーを補うことができます。14か条に記述されている内容をまとめますと、できるだけ素材のまま食べる、あまり人の手を掛けない食べ物を芯も周りの繊維も一緒に食べ、毎日の運動と体重を管理する気持ちを併せ持つことがバランスのよい食べ方として大切といえます。

食品で体にいい成分を摂るべきか、食べ過ぎを防ぐべきか

この問いに関しては、両方についてそうすべきと回答します。今まで過体重にならないように、栄養不足にならないように、と述べてきましたが、がんを予防して寿命を延ばし生活習慣病を予防して健康寿命を延ばし、そして高齢期になっての低体力を予防して健康長寿を達成して快適なセカンドライフを楽しむためには、体によい食べ物をしっかりと摂り、食べ過ぎないようにする必要があります。しかし、あまりにも食事の内容に敏感になり過ぎて、これはだめ、これはこのぐらいの量までと食事のたびに細々と考えていては食事が楽しいものでなくなり、常に栄養管理を受けながら栄養補給をしているような感覚に陥ります。

久しぶりに友人と食事をしても、少ししか箸をつけずに残してばかりいますと、相手の友人も楽しくなく気まずい雰囲気になります。本当に嫌いな食べ物なら初めからオーダーしなければよく、オーダーしたからには楽しく完食するのが食事相手の人、料理人に対する気遣いといえます。このように久々の食事会や宴会の席では和食でも洋食でも、中華料理でも何でも最後まで楽しく食べることが大切です。

これはすでに述べましたように東京都老人総合研究所が長年にわたって、中高年者のライフスタイルと寿命・元気さなどとの関係について研究した結果に基づき著わした食事の勧めに載っています。中高年者では食事会や宴会が連日連夜ということもないでしょうから、食べ過ぎて増えた体重は一週間を目安に低下させてください。

時々は羽目をはずして食べ、それを修正する際にはがん予防14か条でも示しましたように野菜・果物をたくさん摂り、あまり精製しない穀物ででんぷんを摂り、蛋白質を一日に80グラム以下に抑えながら肥満を解消していきます。脂肪は体にとって必要な栄養素ですが、会食や宴会などではたくさん摂り過ぎる傾向が見られますので、その後は一日の総エネルギー量の25％以内と少な目に抑えたいところです。この点、がん予防14か条よりも低めに設定して述べていますが、肥満後の体重調節には必要なことです。

〔図表80〕は昭和五十年から約二〇年間の日本人の摂っている総エネルギー量のうち脂肪エネルギー量の割合を示したものですが、平成時代に入ってからは25％を超え、増加の一途をたどっている様子が分かります。

体重を調整している間にもゆるやかな食事療法の勧めで示しました完全栄養食品、筋肉や

図表80　エネルギー量の栄養素別摂取構成比

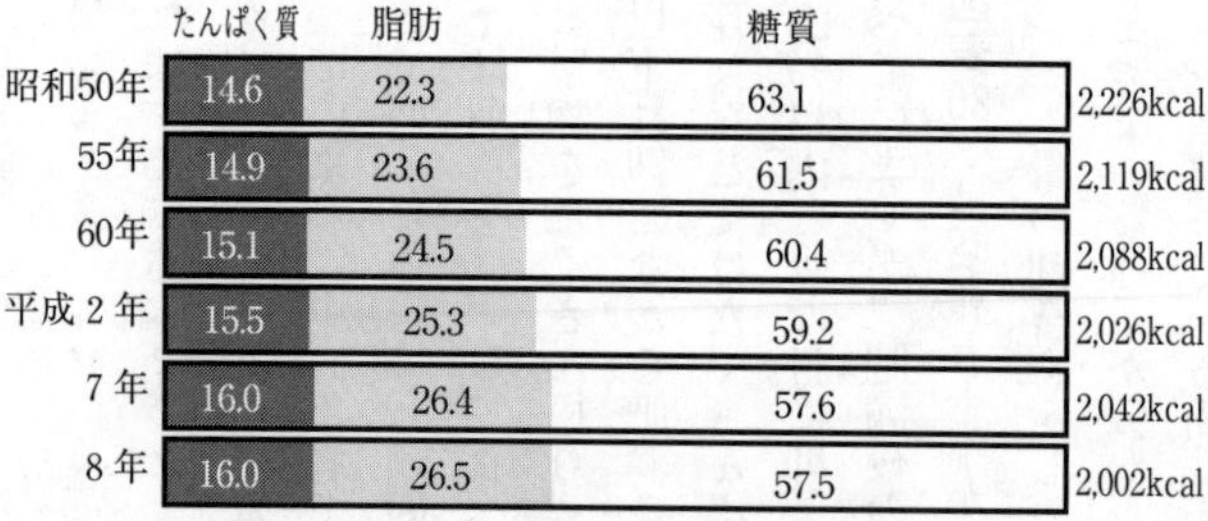

総エネルギー量のうち、脂肪由来の割合が年々増加し、平成 2 年以来、適正最大率25％を超えて増加し続けている

（厚生労働省：平成 8 年国民栄養調査より）

血液を作る食品、体調を整える食品の三グループを少しずつ取り込むようにしてください。

脂肪のエネルギー量を正確に総エネルギー量の25％以下にしようと思いますと、複雑な栄養成分を計算しながら食事を作ったり食べたりしなければなりませんが、脂肪成分の少ない料理を作るには〔図表81〕が参考になります。

まず肉や加工肉を料理する際に目に見える脂肪分は切り落とすことが必要となります。霜降り肉が甘くて美味しいように脂肪分は甘みがあり料理を美味しくしますので、切り落としての料理では満足しない人もいるかもしれませんが、塊で脂肪分が付着している肉であれば脂肪の塊を除いても肉の中には脂肪分はたくさん含まれています。包丁で肉から脂肪を切り落とすのなら、ロース肉よりヒレ肉といったように肉を選択するときから脂肪の少ない食品を選

図表81　脂肪の摂り過ぎを防ぐ方法

①肉や加工肉の脂肪部分は取り除く 目で見える脂肪は、調理の際に切り落とす
②赤身の肉を選ぼう 飽和脂肪酸が多い脂身の肉料理を避けるか、脂身を食べないで残す
③肉と魚は１：１～２の割合に 献立は、獣鳥肉より魚肉の料理を多くする
④素材のままなど油を摂り過ぎない調理法の工夫を 油の使い過ぎに注意し、調理法を上手に選ぶ

ぶことも必要です。

脂抜きの食事ではパサパサして食欲が湧かないかもしれませんが、同じ脂でも獣鳥肉の脂と魚の脂との割合を１：１～２になるように魚の脂の割合を増やします。すでに魚肉を多く摂っている人は認知症になりにくいと述べましたが、魚の脂には動脈の通りをよくしたり、骨を強くするなど体にとってよい働きをする成分がたくさん含まれています。

料理法について、炒める、てんぷらで揚げるなどで油を使いますと簡単に火が通り調理できますが、脂肪からのエネルギー量を減らすためには油を使わない料理を増やす必要があります。できるだけ新鮮な素材にあまり手を掛けないで口にする方法を考えたり、蒸したり茹でたり、煮たりと和食風味の料理にしますと油を多く使わない食事ができます。

体によい食べ方として脂肪分のことを中心に述べてきましたが、塩分の摂り過ぎにも注意し、アメリカやシンガポールで決められているように一日に6グラム以下にしたいものです。現在の塩分摂取量の半分に減らすためには食卓の上から塩、醤油、ソースなどの調味料を除くことが第一歩になります。醤油の代わりに唐辛子や胡椒などを常備しておき、またポン酢醤油など塩分の少ない調味料で代用できる場合は代用し、醤油をかけないようにします。さらに、料理にはミョウガやミツバなど香りの強い野菜を用いたり、味付けにはコンブ、カツオ節などでしっかりとだしを利かせ、ユズ・シソ・ワサビで味付けをするなどで塩分を少なくできます。これら料理の工夫で高血圧、動脈硬化を防ぎ、またメタボリック症候群、認知症、がんを予防し、快適なセカンドライフを送りたいものです。

なぜ魚がよくて肉が悪いのか

魚肉が健康によくて、豚肉や牛肉が不健康食のように思っている人がいますが、どちらも健康によい食べ物であることを最初に述べておきます。どのような食品でも摂り過ぎますと健康によくないことは野菜・果物についてもいえます。しかし、一般的に肉より魚のほうが健康によいと信じている人が多いのは、今まで魚しか食べられなかった多くの人にとって肉は脂肪分が多いぶん甘く、小骨もなく食べ過ぎる傾向にあったためと考えられます。

アメリカでも第二次世界大戦後に収入の増えた国民はこぞって牛肉を大量に食べたため、その弊害に対してキャンペーンが張られたほどです。今の日本でも、若いタレントがテレビで何を食べたいかと尋ねられた際に、決まって焼肉を食べたいと答え、あまり美味しい魚を食べたいとは答えません。このように肉は魚に比べてたくさん食べ過ぎる傾向があり、不健康な結果をもたらすこともしばしばなのです。これが肉は不健康食、魚は健康食と信じられている理由の一つと考えられますが、すでに述べましたように高齢者は血液中のアルブミン値を増やすために、たまには血の滴るステーキを食べる必要があります。

しかし、獣鳥肉と魚肉との食べる割合を1：1～2へと、魚を多く摂るほうがよいとされる理由は他にもあります。獣鳥肉も魚肉も蛋白質や脂肪を豊富に含んでいますが、獣鳥肉に含まれている脂肪は飽和脂肪酸で、魚肉や植物性の油に含まれている脂肪は不飽和脂肪酸といわれる成分なのです。獣鳥肉の脂肪成分に多い飽和脂肪酸は動脈硬化や大腸癌・乳癌・前立腺癌・肺癌の発症に関与しますので、繰り返し大量に摂ることはお勧めできません。

一方、魚肉の脂肪成分は不飽和脂肪酸を多く含んでいますが、その一つにＥＰＡ（エイコサペンタエン酸）があり、これは血液が固まってできる血栓を溶かす作用があります。かつての日本人は欧米人に比べて血管内で血液が固まる病気は少なかったのですが、最近の食生

図表82　動脈硬化予防のために摂りたい食品

魚肉

魚油のエイコサペンタエン酸（EPA）やドコサヘキサエン酸（DHA）は、コレステロール値を低下させ、血栓形成を抑制する

まさば	まいわし	さんま	まぐろトロ
ぶり	うなぎ	あなご	たい

大豆・大豆製品

血中コレステロールを減らす作用があり、食物繊維や不飽和脂肪酸も含むすぐれた食品である

豆腐	納豆	おから
あずき	ゆば	豆乳

水溶性食物繊維

水溶性の食物繊維は、胆汁酸を排泄させるため、コレステロール値の低下作用がある

野菜 ブロッコリー、干しぜんまい ごぼう、かぼちゃ 切り干しだいこん	果物 もも、キウイ、いちご、かき 干しぶどう
穀類 中華めん、そば、うどん フランスパン	大豆・大豆製品 納豆、凍り豆腐、がんもどき

緑黄色野菜

動脈硬化の要因である脂質の酸化を防ぐβカロチン、ビタミンC、ビタミンEが豊富である

ほうれん草	春菊	チンゲンサイ
小松菜	サラダ菜	ブロッコリー
にんじん	トマト	かぼちゃ

図表83　日本人の年齢階級別にみた魚介類、肉類の摂取量
（厚生労働省：平成8年度国民生活基礎調査）

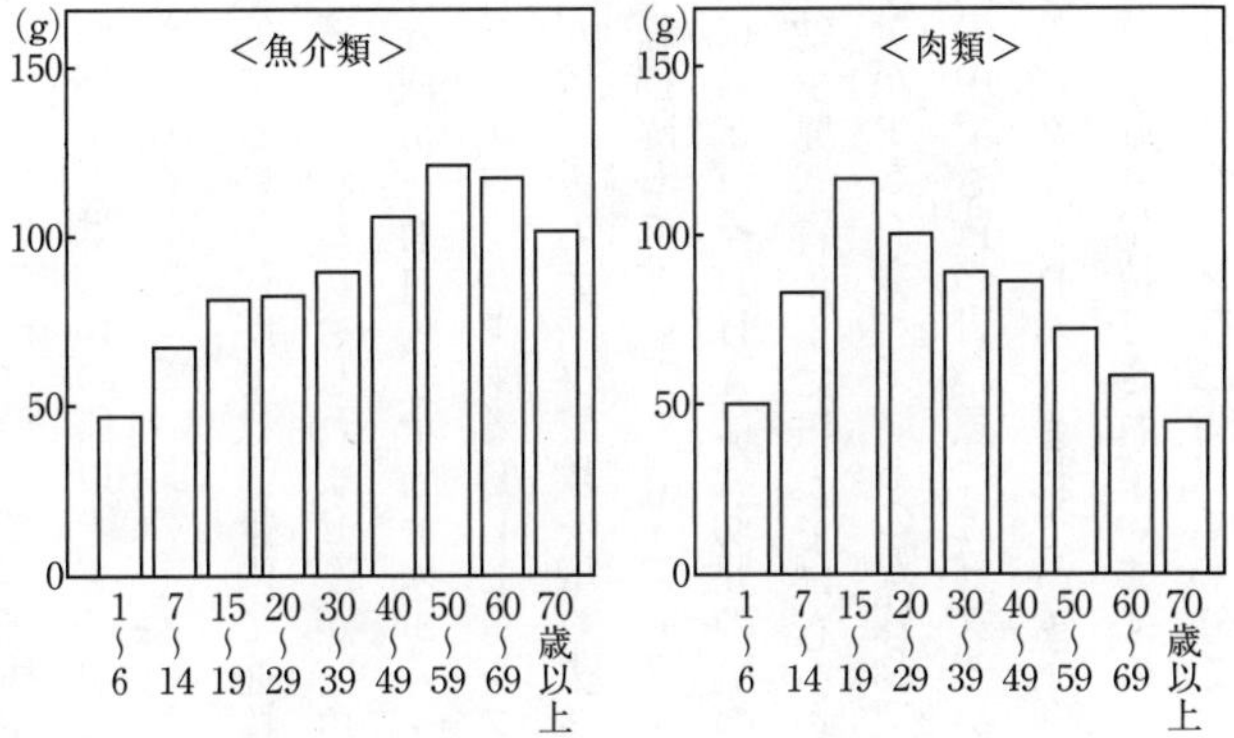

中高年者は若年者に比べて魚介類の摂取量が多く、肉類は少ない。

活の欧米化に伴い血栓を作りやすくなっており、それが原因で脳梗塞・心筋梗塞になったり、エコノミー症候群を生じることも稀ではなくなってきました。

これらのことを考えますと〔図表82〕に示す動脈硬化を予防するための四つの食品群をぜひ毎日の食卓に乗せていただきたいです。大豆・大豆製品は食物繊維が含まれ、また大豆油に含まれるリノール酸は不飽和脂肪酸の一つですので、両者の働きで血液中のコレステロール値は低下します。食べ物中に含まれている水に浮くような細かな食物繊維や緑黄色野菜を摂ったり、魚肉を摂りますと血液中のコレステロール値は低下する傾向が見られます。

実際に日本人が毎日どの程度の量の魚介類

や肉類を摂っているかについて、国民生活基礎調査で調べられた結果を〔図表83〕で示しますと、中高年者は肉類の倍以上もの魚介類を摂っていますが、二〇歳代以下の青少年層では肉類のほうが多くなっています。

一般的に若い年代層では血管内で血栓を形成する危険性が少ないためにＥＰＡの出番は不必要と考えられるかもしれませんが、魚肉中の脂肪に含まれる不飽和脂肪酸にはもう一種類の有効な成分、ＤＨＡ（ドコサヘキサエン酸）が含まれています。これはＥＰＡと同様に善玉のコレステロールであるＨＤＬコレステロール値を増やす作用があります。ＨＤＬコレステロールは、ガムテープで埃を取り去るように血管内にこびりつき始めたコレステロールをきれいに掃除しますので、善玉コレステロールといわれています。

魚肉に含まれるＤＨＡは乳幼児の脳の発達や視力の向上に効果がありますので高齢者だけでなく幼少児、青少年に摂ってほしい食品ですが、〔図表83〕に示すように若年層では魚肉の摂る量が少なくなっているのが残念です。

魚肉の中でも背の青い魚にはビタミンＤが多く含まれ、カツオやマグロには一切れ４５０単位ものビタミンＤが含まれています。大人が一日に必要とするビタミンＤは１００単位、子どもは４００単位とされていますので、大人であれば週に二切れもカツオかマグロを口にするだけでビタミンＤに関して十分ですが、海外では大人も子ども並みのビタミンＤの量を摂るようにと勧めている国が多く、アメリカでは牛乳にビタミンDが添加されているほどです。ビタミンDは骨を強くするだけでなく転倒予防にも効果があります。

二〇〇〇年になってドイツのある医師が体のふらつきと血液中のビタミンD濃度との関係を調べたところ、ビタミンD濃度が低い人ほど体はふらつきやすいことが分かりました。その後、世界中で高齢者にビタミンDを投与して転倒回数を減らす研究が始められた結果、ビタミンDの内服で転びにくくなることが証明されましたので、魚肉が体によい理由の一つに転倒防止が挙げられます。

牛乳やヨーグルトは体によくない食品?

この設問にははっきりと「ノー」と答えられます。最近、牛乳はもともと仔牛を育てるために産生されたものなので人間が飲んでよいわけがない、といった意見が出されるなど牛乳バッシングが見られます。しかし、よく考えてみますと自然界で人間の栄養や食料となるようにと産生されたものは人の母乳以外にはなく、私たちの食べ物のすべては他の動植物が自然界で成長し生きていくため、またはその子孫繁栄のために蓄えたものを人間が横取りしているもので、牛乳だけが仔牛の食料を横取りした食品ではありません。

牛乳を飲むと血液中のコレステロール値が上昇するので飲みたくない、といった意見も聞きますが、牛乳中のコレステロール含有量は卵や鶏肉中のコレステロール含有量に比べて一桁少なく、牛乳を毎日一本（２００ml）飲んでもコレステロールの摂取量としてはそんなに多くなりません。

私は以前に骨粗鬆症の患者さんを少なくするためのキャンペーンをしたことがありますが、そのときに東京都内のある企業で骨密度検診をした後、低骨密度値を示す女子従業員全員に一年間にわたり毎日牛乳一本（２００ml）を飲んでいただくといった事業が展開されました。一年後に血液中のコレステロール値が明らかに上昇したのはわずか2〜3％で、初めから血液中のコレステロール値の高い家族性高コレステロール血症の人のみが上昇し、他はほとんど誤差範囲の変動を示したのみです。

したがって、牛乳を飲んだからといって血液中のコレステロール値が上昇することはなく、むしろ牛乳を多く飲む人ほど血液中コレステロール値が低下し、メタボリック症候群が減少するといった報告もあります。

〔図表84〕は水分を除いた牛乳と様々な乳製品の蛋白質、脂質、炭水化物、カルシウムなどの含有量を示した一覧表です。牛乳の場合は水分を加えて9倍ぐらいに薄めて飲んでいますので、２００ml、一本の牛乳で蛋白質約6グラム、脂肪約7グラム、炭水化物約7グラムの栄養が摂れ、カルシウムが２００mg摂取できます。摂取カロリー量としては多くありませ

図表84　牛乳と乳製品の成分組成
（水分を取り除いた成分）

	たんぱく質 (g/100g)	脂質 (g/100g)	炭水化物 (g/100g)	カルシウム (mg/100g)
牛乳	26.2	30.2	38.1	870
全粉乳	26.3	27.0	40.5	920
脱脂粉乳	35.3	1.0	55.4	1,100
クリーム	4.0	89.1	6.1	120
ヨーグルト	29.3	24.4	39.8	980
カテージチーズ	63.3	21.4	9.0	260
ゴーダチーズ	43.0	48.3	2.3	1,100
バター	0.7	96.7	0.2	18

んが、様々な栄養素が満遍なく含まれているといった点が、牛乳が完全栄養食品といわれる所以です。脂質からのカロリーが多くて気になる人には脂質を約二分の一に減らしたローファットミルクが売り出され、また無脂肪牛乳も販売されています。これらの製品でも脂肪以外の成分はほぼ同じです。

牛乳は健康によさそうであっても、飲むとすぐに下痢をしてしまうといった人も稀に見かけます。この多くは牛乳に含まれている乳糖という成分を消化管の中で分解する酵素がなくなった乳糖不耐症によります。

以前に私が勤めていた東京都老人医療センターで高齢患者さん延べ３１７７人に牛乳・ヨーグルトなどを飲んでいただき、どの程度の割合の人が飲めないかを調査されたことがあります。その結

図表85　牛乳飲用でお腹の調子が悪くなる人について牛乳飲用対策をとっている内容とその割合

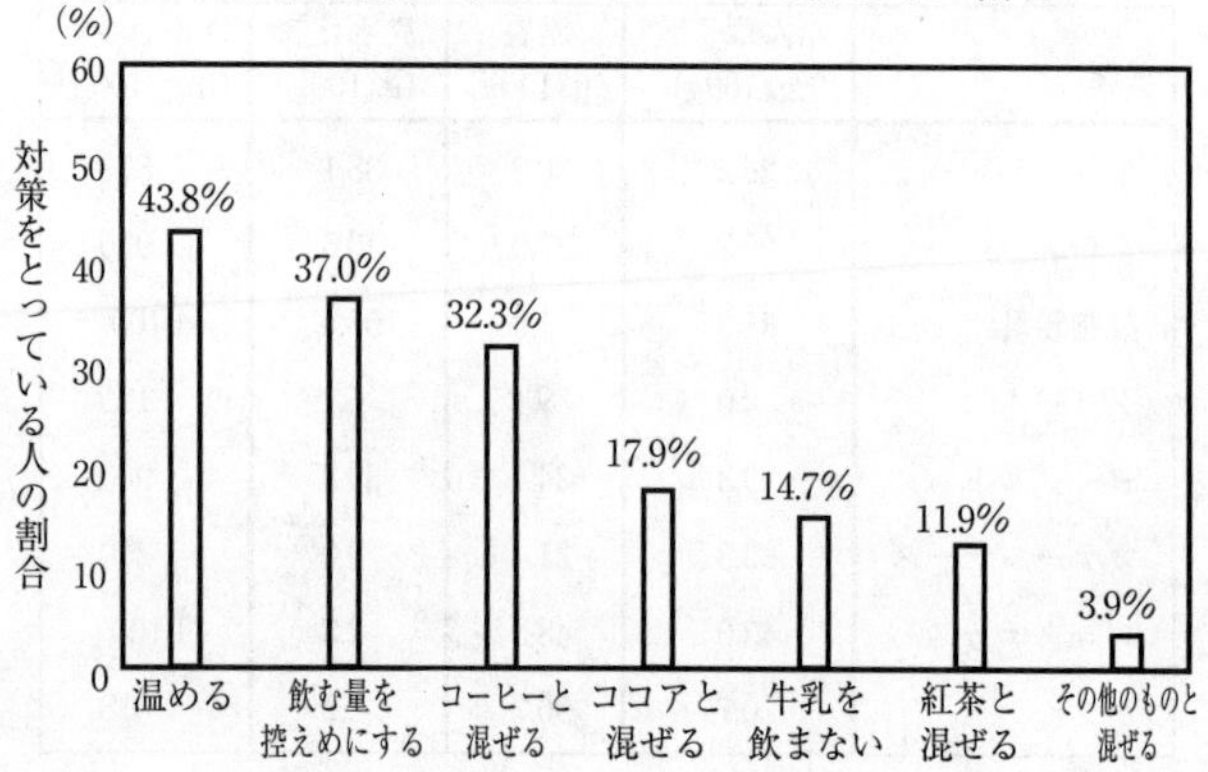

出典：2004　牛乳・乳製品の消費動向調査

果、牛乳およびヨーグルトは約三分の二の高齢者が問題なく飲め、まったく飲めなかった人は牛乳で約7%でしたがヨーグルトになると約5%に減っていました。

どうしても牛乳を飲めないという人に牛乳飲用を強要するつもりはありませんが、気軽に摂れるカルシウム源としての牛乳は魅力的な食品ですので、〔図表85〕に牛乳飲用でお腹の調子を悪くしている人が、どのような牛乳飲用対策を取っているかを示しました。冷たい牛乳を飲んでお腹がゴロゴロしたり、下痢をする場合に牛乳を温めて飲んでいる人は四割以上と最も多くおられました。次に少量から飲み始めるといった人が四割弱でしたが、少なめの牛乳飲用であれば消化管内で少なくなっている乳糖分解酵素でも何とか牛乳を分解してくれますので不快感なく飲めます。その他、コーヒーやココア、紅茶を混ぜるといった工夫をして牛乳を飲んでいる人もいます。

〔図表85〕では約15％の人は牛乳を飲まないといっていますが、私たちの調査では三分の二の高齢者は完全に牛乳を飲め、三分の一の高齢者は牛乳を飲むのに何らかの工夫をし、入院中の全高齢者の約7％が牛乳を飲めないことになり〔図表85〕より少なくなっていますが、これは病院という特殊な環境と強力な指導によるものと考えます。

牛乳の仲間には〔図表84〕にも示しましたようにチーズやバターもあります。特にチーズは乳糖を含まず、カルシウム、蛋白質を多く含んでいますので乳糖不耐症の人にとって食べやすい乳製品といえます。さらに脂質量を減らしてチーズを楽しみたいと考えた場合は、チーズの中でもカテージチーズを食べることをお勧めします。

アメリカで約1万人について行なわれた調査結果をマッキャロン氏は報告していますが、それによりますと一日のカルシウム摂取量が２００～４００㎎といった少ない人と１２００～１４００㎎と多く摂っている人とを比べた場合に、高血圧になっている人の割合はカルシウムの多い人では約二分の一と少なくなり、牛乳を多く飲んでいる人は少ない人に比べて大腸癌のリスクは約15％減るなど牛乳・ヨーグルトは体によいことばかりです。

アルコールと健康の微妙な関係——嗜好品と健康

アルコールは飲めば食欲が増し、朗らかになりコミュニケーションが増すといった点では申し分のない嗜好品ですが、昔のように正月、冠婚葬祭のときに気持ちを入れ替えるためにアルコールを飲むといった習慣を逸脱して、最近では毎日のようにアルコールで気分転換を図っているのが問題です。これを裏打ちするかのように日本におけるアルコール消費量は一九五一年には年間72万キロリットルでしたが、約五〇年後の一九九六年には966万キロリットルと約13倍にも増えています。

国では国民栄養調査で週三日以上、日本酒で一日に一合以上を飲む飲酒習慣の人の割合を調べていますが、飲酒常習者の割合はこの一〇年間で男性で50%以上といった高い割合が続き、女性でも5%から10%に近づきつつあります。一日に五・五合以上も飲んでアルコールを原因とする病気が懸念される大量飲酒者は全国で240万人を超えています。

慢性的に飲酒をすることによって発生する病気を〔図表86〕に示します。中枢神経障害としては脳の萎縮が生じて考える力が低下するアルコール脳症、ふらつきが見られる小脳変性症、脳血管障害などが見られます。消化管の疾患についてはすでに述べましたように食道癌、喉頭・咽頭癌などが生じやすく、肝硬変が生じますと食道の静脈が膨隆して破れかかる食道静脈瘤、慢性胃炎・びらん性胃炎・胃潰瘍など胃に対する直接傷害も生じやすく、胃潰瘍か

図表86　慢性的な飲酒によって発生する病気

中枢神経 　大脳萎縮（認知症） 　小脳変性症 　脳血管障害の増加 消化管 　食道がん（喉頭・咽頭がん） 　食道静脈瘤 　慢性胃炎・びらん性胃炎 　胃潰瘍（大量消化管出血） 肝臓 　脂肪肝、肝線維症 　アルコール性肝硬変 　ウイルス性肝炎増悪 　肝がん発生促進 膵臓 　急性膵炎 　慢性膵炎（膵石症） 　糖尿病増悪	栄養 　栄養摂取の偏向 循環器 　アルコール性心筋症 　高血圧 　高脂血症 　不整脈 血液疾患 　造血機能障害：ビタミン類欠乏、鉄欠乏・利用障害 　溶血性貧血 　血小板減少 感染症 　白血球減少 　リンパ球機能不全（免疫低下） 末梢神経、筋、骨 　末梢神経炎 　筋疾患 　骨粗鬆症 　大腿骨頭壊死

らの大出血も生じかねません。肝臓に対しては過栄養による脂肪肝、肝臓組織の崩壊による肝線維症、アルコール性肝硬変、ウイルス性肝炎増悪、肝癌などが見られます。膵臓に対しては急性膵炎、膵石症を伴いがちな慢性膵炎、糖尿病増悪などが慢性的な飲酒により生じます。

大量に空のカロリーであるアルコールを飲む人は食事を摂らなくなり、栄養摂取の偏向が見られます。心臓・血管の病気についてはアルコール性心筋症、高血圧、高脂血症、不整脈などの発病を促進します。血液疾患については偏食が影響してビタミン類欠乏、鉄欠乏やその利用障害に伴って生じる造血機能障害が見られたり、溶血性貧血、血小板減少が見られたりします。白血球減少、免疫機能低下を招くリンパ球機能不全では感染症を生じやすく、栄養の偏向によって末梢神経炎、筋疾患、骨粗鬆症、大腿骨頭壊死を招きます。アルコールは様々な病気を招く可能性があるといっても百薬の長ですので、アルコールを飲んでもアルコールに飲み込まれないようにすることが肝要です。

アルコールに比べてタバコは百害の長といってよいほど体に様々な傷害を与えます。タバコにも何か体によいことはないかと様々な方面から研究され、ストレスを緩和するだけでなく認知症の進行を遅らせる、パーキンソンの発病を少なくする、などと体によい面について統計学的に証明されたデータも出されていますが、体によくないといった大規模調査の結論に比べて影が薄くなっています。

喫煙によって確実に悪くなるのは肺の働きです。中高年から老年に掛けての二〇年間以上の喫煙によって比較的太い気道や2㎜以下の細い気道での空気の流れが制限されたり、炎症による破壊で肺胞の酸素を取り込む能力が低下して呼吸が困難になる病気があり、この病気では息を強く吐き出す力が低下して息苦しくなります。三〇歳以降になりますとタバコを吸う人の息を強く吐き出す力は、タバコを吸わない人に比べて二〜三分の一と低下し、禁煙で低下のスピードの弱まることが分かっています。

肺での酸素の取り込みが不十分になりますと少し動いただけで息苦しくなり、慢性閉塞性

図表87　非喫煙者に比較して喫煙者ががんによって死亡する危険性

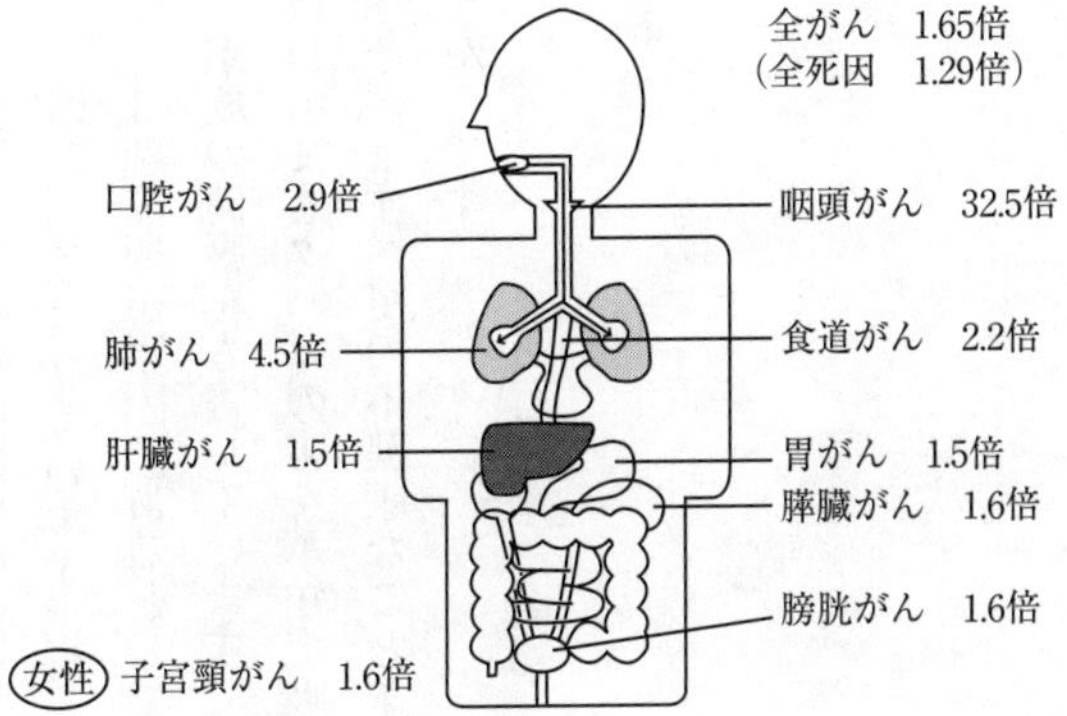

●資料　計画調査（1996〜1981）、厚生労働省「生活習慣病のしおり」

肺疾患と診断されます。この病気には国内で530万人もがかかり、死亡原因の10位となっていますが、それは一九六〇年代以降にタバコの消費量が増加した影響が三〇年後に現われたためといえます。長年にわたるヘビーな喫煙者の約20％に発症している慢性閉塞性肺疾患は、喫煙の副作用といえます。

タバコの発がん性については何度も述べてきましたが、〔図表87〕に示しますように非喫煙者に比べて喫煙者では喉頭癌で32・5倍、肺癌で4・5倍、口腔癌で2・9倍、食道癌で2・2倍といったように、体内でも直接タバコの煙が触れる部位にがんが多く発生しています。

タバコを吸うご主人と一緒に暮らしている奥さんにもがんが発症しやすいかどうかについて、平山雄氏は28人に見られた副鼻腔癌については36・

2%がご主人のタバコの副流煙の影響で、200人に見られた肺癌の31%がご主人の喫煙が原因であると結論づけています。奥さんに見られた虚血性心疾患患者494人についても11・6%は副流煙が原因であるとしています。様々な嗜好の中でもタバコだけは本人のみならず、家族の健康をも害しています。

とはいってもタバコの害を承知で吸っている人に止めるようにと強制するつもりはありません。それはすべての不健康なことを排除して健康のみを最終目標とした人生はつまらないと思うからです。

■第4章■

誰にでも実行できる運動療法

運動機能の衰えはどこから始まる?

生涯青春の気概で七〇歳代、八〇歳代になっても活躍する気持ちは重要ですが、その意気込みの足を引っ張るように、歳を取っていきますと体の働きが衰えていくことは認めざるを得ません。電車に乗り遅れないようにと走ったり、階段をリズミカルに下りていく、など若い人が何気なく行なっている日常行動も高齢者ではしづらくなります。そういえば、子どもの運動会で父親参加の綱引きをしたあと、腹筋や首・肩の筋肉が痛むといったことを経験したことがあるでしょうし、多くのスポーツ選手が活躍するのは二〇歳代、三〇歳代で、種目によっては一〇歳代の選手の優勝が多く、三〇歳代での優勝はほとんど見ないといった種目もあります。

このように、高齢期だけではなく、もっと若い頃から歳とともに運動機能が低下しがちとなりますが、相撲では若い人に完敗してしまう中高年の人たちでも、山登りやハイキングでは若い人が顎を出していてもまだ歩ける、射撃や弓道では四〇歳代になって優勝する人がいるといったこともあります。このことから、歳を取って衰える運動機能は、体の部位や運動の種類によって異なるようです。

それでは体のどの部位の運動機能が歳とともに早く、著しく衰えるのでしょうか。これを知っておきますとポイントを絞って対策が立てられます。

図表88　様々な筋肉力の加齢変化（女性）
－20歳代と比較した値－

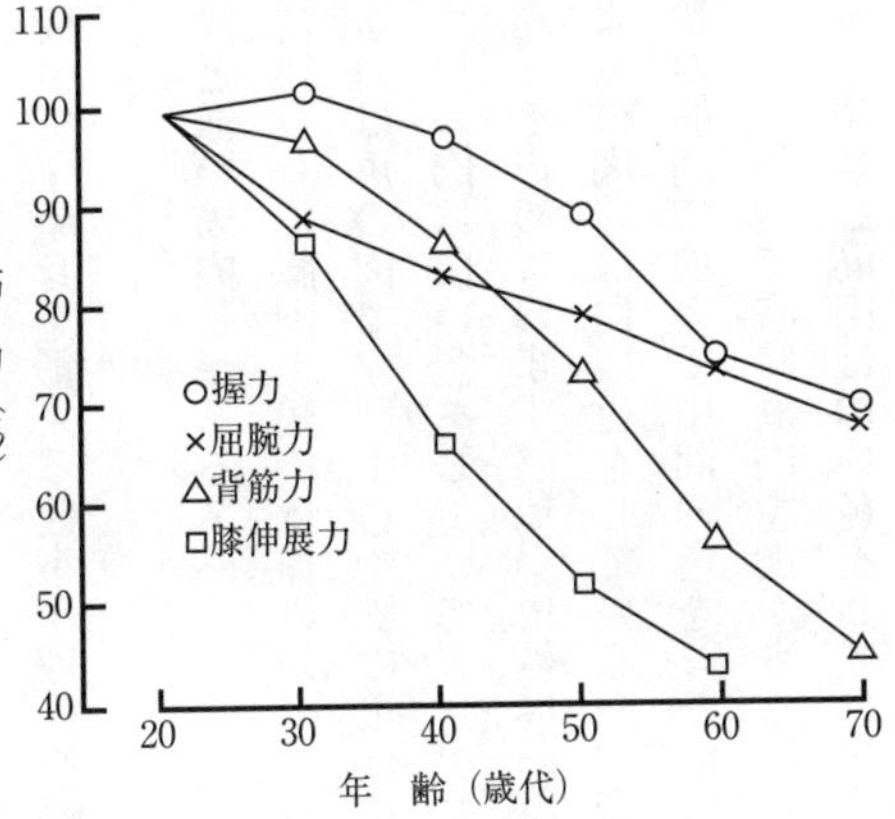

〔図表88〕は女性について体内の四箇所の筋肉の力の年齢に伴う変化を示したものです。主として手の筋肉の力を示す握力については、二〇歳代の筋力を１００％とした場合に六〇歳代では80％弱と20％程度の低下を見るだけです。また、腕を曲げる筋力、屈腕力は二〇歳代の１００％に対して七〇歳代では約70％に低下と握力よりやや大きな低下割合を示しますが著しくありません。それに比べて背中を反らす背筋力は、二〇歳代に比べて七〇歳代では50％も低下してしまいます。歳を取るとともに大きく力を低下させる筋肉は膝伸展力で、六〇歳代では二〇歳代の筋力の50％以下に低下してしまいます。

〔図表88〕を眺めてみますと歳とともに低下しやすい筋力は膝、続いて背中、その次が腕となり、最も低下しにくい筋力は手の筋肉ということになります。すなわち、歳とともに体の下のほうから、足・腰から弱ってくるということになります。したがって、生涯現役の気概を成就するためには手や腕を使う仕事や趣味で上半身を鍛えるよりは、毎日よく歩いたり腰を使って下半身を鍛える仕事・趣味を継続するようにお勧めします。

白い筋肉と赤い筋肉とがある?

牛肉に比較して豚肉や鶏肉は赤みが少なく桃色をしていますが、肉の色の違いがはっきりしているのは魚の肉です。平目や鰈《かれい》のように普段は土の中に潜っていて獲物が来ると瞬時に飛び出す魚の肉は白い色をしていて、マグロのように一日中泳ぎまわっている魚の肉は赤身がほとんどを占めています。魚の中には白みと赤みの両方が混ざっているものもいます。

このように肉には白い色をしている肉、赤い色をしている肉の2種類があり、人間の体にも2種類の筋肉に加えて中間の色をした筋肉の、合計3種類の筋肉が体の様々な部位に分布しています。体内で瞬時筋肉を働かさなければならない部位は目の周りの筋肉で、危険を察知して瞼を閉じる筋肉は白い色をしています。一方、一日のうちほとんどの時間にわたって肛門を閉じるのに働いている肛門括約筋などは赤い色をしています。

瞼の筋肉が白い、肛門の筋肉が赤い、などといったように極端に働きが異なる筋肉もあり

図表89　白い筋肉と赤い筋肉の働き

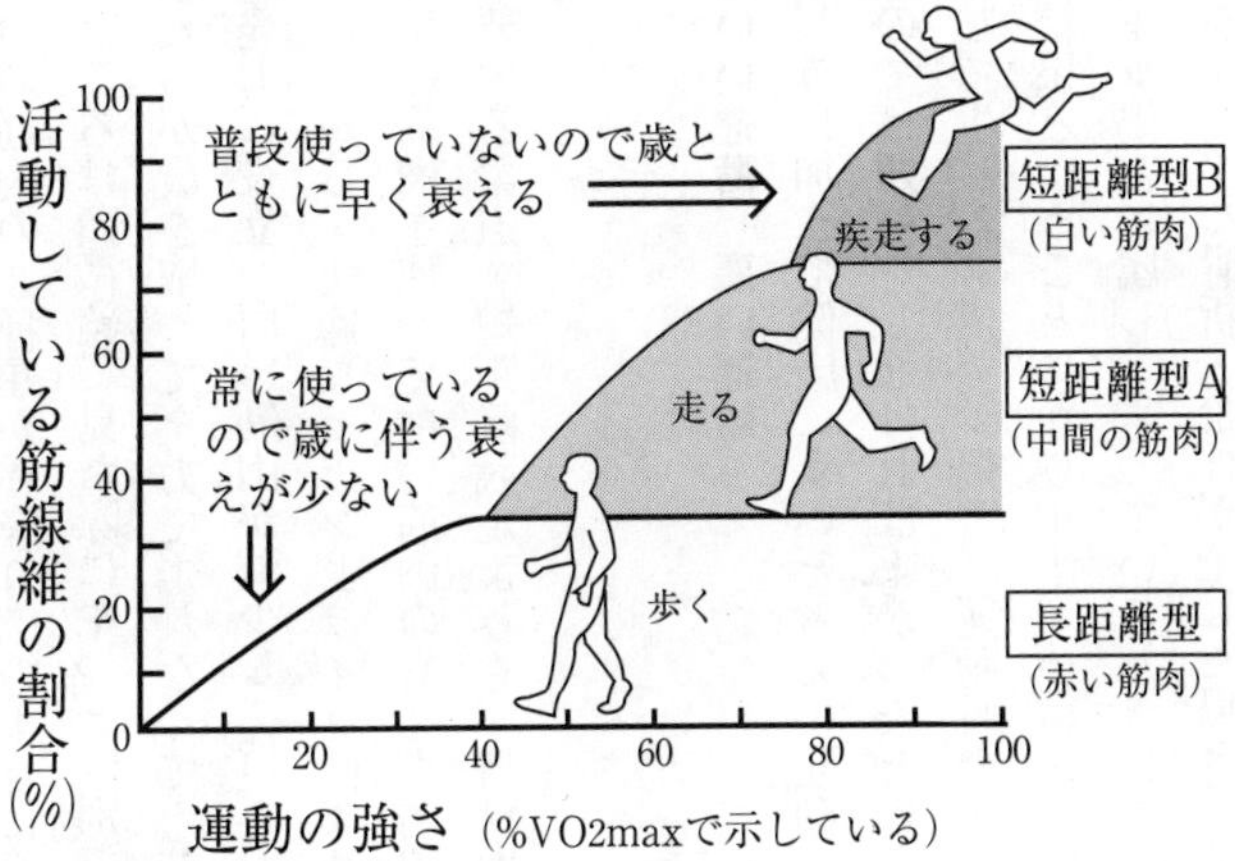

ますが、私たちの手足は瞬時に物を掴んだり、走り出したりと白い筋肉の働きも必要ですし、また荷物を持ち続ける、立ち続けるといったように赤い筋肉の働きも必要としています。このことから、手足の筋肉には白色・赤色の筋肉が混在していて〔図表89〕に示しますように立ったり、歩いたりといった弱い継続的な運動をする際には筋肉のうち約三割ぐらいを占める赤い筋肉が働き、少し急ぎ足で走り出しますと約三割の赤い筋肉と約四割を占める桃色の筋肉とが働きます。そして、強い力を出してダッシュして走ろうとしますと残りの約30％を占める白い筋肉も働き、赤・桃・白すべての筋肉を総動員させて目的を達成します。

このように述べますと手足の筋肉には赤・

桃・白の筋肉の3種類が霜降り肉のようにして存在しているかのように想像できますが、実際のところは顕微鏡で見た際にやっと区別できるほど細かく入り混じっているのです。

私たちが歳を取って全力で走れなくても若い人と互角に山登りができるのは、高齢になって瞬発力に役立つ白い筋肉が減少し、持続力に役立つ赤い筋肉が減少しないで残るからです。このことから、快適なセカンドライフ健康法のためには、短時間でよいですから時々は力一杯手足の筋肉を使って白い筋肉の衰えを防ぐことと、楽しみのための運動を選ぶ際には瞬発力を要する柔道・短距離競走よりも、持続力を要するマラソンや水泳を選択することが大切です。

体にいい運動、悪い運動

楽しみに加えて健康によいと考えて運動をしても、体にとってむしろ悪い影響が出てしまったのでは運動をしなければよかったということになります。たとえば、運動による負担が蓄積して生じるスポーツ傷害、運動時の大きな外力により生じるスポーツ外傷は体に悪い運動の結果ということになります。テニスや野球をし過ぎて生じるテニス肘、野球肘の痛みはスポーツ傷害に属し、走っているときにアキレス腱を切った、コンタクトスポーツで腰椎椎間板ヘルニアや骨折・捻挫が生じた場合はスポーツ外傷となります。

これらを防いでいい運動にする方法としては、ストレッチ、ウォーミングアップなど準備運動を十分にする、基礎体力をつける、運動時間をコントロールする、運動中の頑張りを一段階緩める、などが有効となります。楽しみで運動をしているのに、準備運動や基礎体力向上に十分な時間をかけるのは体にいい運動と分かっていてもつらい、運動の時間や頑張りを少なくしたのでは面白くない、とのことから好きな運動に熱中するのは体に悪い運動といえます。

高血圧、糖尿病、心筋梗塞などでは手足に特別な傷害が生じていませんので、自由に運動をしたり体を動かしてもよさそうですが、体にとって悪い影響を与えないための注意点があります。

高血圧、糖尿病で運動をしますと血圧や血糖値が下がりますので体を動かすことは体にいい運動となりますが、あまりにも寒い・暑いなどよくない環境下での運動、力一杯体を使う運動などは血圧を上げたり、弱くなっている血管を傷つけますので、ゆったりとした楽しい運動をすることが勧められます。歩く際にも寒い日、暑い日は避け、汗を掻きながら一生懸命歩くのではなく、ゆっくりと景色を見ながら関節を大きく動かして歩くのがいい運動となります。この点では、関節を動かさないで筋肉に力を入れて筋肉量を増やすボディビルのような運動は体に悪い運動といえます。たとえ心筋梗塞にかかった後でも、心臓への負担の様子を見ながら体力維持のために運動することは必要ですが、むくみが出る、呼吸が苦しくなる、など心不全の徴候が見られた場合は運動量を抑える必要があります。

図表90　体にいい運動と悪い運動

	悪い運動（運動過多）	いい運動（適度な運動）
1）活性酸素	活性酸素が産生される	活性酸素を消す酵素が増える
2）遺伝子	突然変異したり傷害を受ける 余命の指標であるテロメア短縮	遺伝子傷害が修復 細胞増殖の抑制
3）免疫	免疫監視機構の疲弊	免疫監視機構の賦活
4）ホルモン	カテコールアミン↑ グルカゴン↑	インスリン感受性 （糖尿病を抑える）↑

〔図表90〕に示しますように運動過多になりますと活性酸素が産生され遺伝子が傷つき、免疫機能が低下したり、血圧を上げる機能が働きますので運動過多は体にとってよくなく、適度な強さ、多さの運動は体にとっていいことが基礎的な研究結果からも分かっています。

筋肉を鍛えると基礎代謝量が上がるか？

基礎代謝量とは目覚めている状態で生命を維持するために必要な最小限のエネルギー代謝量のことをいいます。全く動かない状態でも、心臓が動く、呼吸をする、体温を維持する、腎臓が働く、腸管の筋肉が働く、

図表91　基礎代謝量の上がる状態

15%以上の標準基礎代謝量の増加を示す状態
1．甲状腺機能亢進 軽　症　＋15～25% 中等症　＋25～50% 重　症　＋50～75% 最重症　＋75%以上
2．他の内分泌疾患 末端肥大症、クッシング症候群、副腎機能亢進症、褐色脂肪腫、尿崩症
3．本態性高血圧症、貧血、多血症（心臓の過労）
4．呼吸困難時
5．発熱、手術後
6．細胞分裂の亢進 白血病、多血症、悪性腫瘍＊

（＊終末期には減少）

肛門括約筋や口の周りの筋肉が収縮して肛門や口を閉じる、などのために必要なエネルギーが必要です。生命維持のためのエネルギー、基礎代謝量は筋肉を鍛えても見違えるほどの影響が出ないとはいえ、体温を発散しにくい脂肪組織に替わって筋肉量が増えますと体温を発散しやすくなり、また筋肉を緊張させるためのエネルギーが要りますので、筋肉を鍛えることにより基礎代謝量はわずかに増えるといえます。

〔図表91〕には基礎代謝量が15%以上増える病気や状態を示していますが、これらのうち軽症でも基礎代謝量が15%以上増え、重症になりますと50%から75%以上も上昇する甲状腺機能亢進症は基礎代謝量の上がる代表的な病気です。筋肉隆々の人は普通の人に比べて20％も30％も基礎代謝量が増加し、たくさんのエネルギーを発散していそうですが、甲状腺の働きが過剰になる病気に比べると基礎代謝量は微増としかいえません。

基礎代謝量は60kgの人で一日約１３００〜１６００キロカロリーで、同性・同年齢の人であれば体重当たりの基礎代謝量は体表面積に比例しますので、体の小さい人、細くて背の高い人では体重当たりの基礎代謝量は増えます。また、非運動家に比べて運動家のほうが、また脂肪で太っている人よりも筋骨型の人のほうが基礎代謝量が高くなります。

このことから体重当たり基礎代謝基準値は、一歳から三歳の乳幼児では59〜60キロカロリーと生涯の中で最も高い値を示し、その後歳を取るとともに減少し、五〇〜六〇歳代男子で22〜23キロカロリー、同年代女性で20〜21キロカロリーです。したがって、50kgの五〇歳男性では基礎代謝量は１１５０キロカロリー、五〇歳女性では１０５０キロカロリーとなります。一日に必要なエネルギー量については活動している一般の人では基礎代謝量の１・５〜２・０倍を必要とし、たとえば五〇歳代男性では２２００キロカロリー、同年代女性では１８００キロカロリーを必要とします。

自分の基礎代謝量が基礎代謝基準値に比べてどの程度の割合で増減しているかを調べたものを基礎代謝率といい、10％程度の増減は正常範囲と捉えられています。

運動嫌いの運動法

数年前に介護予防の効果を調べるためにモデル事業の一つとして転倒予防運動を市町村で展開していたとき、学校に通っているときは運動と給食が大嫌いだったのに学校を出て社会人になってもまだ運動が追いかけてくるなんて思いもしなかったという話を耳にしました。

この他、運動ができるのに嫌いな人に加えて運動なんて体力的にできない高齢者が地域にはたくさんおられるのに、骨密度を増やすために運動が効果的であるといっても絵に描いた餅になってしまう、と保健師さんにいわれたことがあります。実際に運動嫌いな人、運動できない人がおられますが、両者の方々にお勧めしたいのは家の中でこまごま動いたり、買い物・お集まりなどに行くことです。これらで運動と同じ効果が上がるのです。

ハーバード大学のグラース講師らは、地域に住んでおられる六五歳以上の高齢者2761人について、毎日の行動や健康状態を一三年間にわたり調査し続けました。これらの高齢者について、社会的活動として映画やレストランにしばしば行くか、たまにしか行かないか、トランプゲームをしばしばするか、たまにしかしないかなどを調べています。また、身体活動としてウォーキングをしばしばするか、たまにしかしないか、体操や水泳をしばしばするか、たまにしかしないかなども調べています。さらに家事・仕事として食事の準備をしばしばするか、たまにしかしないか、買い物をしばしばするか、たまにしかしないかなども調べ

図表92　非活動的な高齢者に対する様々な活動をしている高齢者の死亡率の比較

	死亡率の比較		
活動の分野	社会的活動	身体的活動	家事・仕事
各分野で活動的な１／４の人たち ／ 非活動的な１／４の人たち	81%	85%	77%

アメリカ・コネチカット州の65歳以上の住民2761人を13年間追跡した結果
（BMj,1999年より）

ています。

これら社会的活動、身体的活動、家事・仕事の三分野、合計14項目の質問により各分野で最も活動的な上位25%に属する人たちの一三年間における死亡率を各分野で最も非活動的な25%の人たちの死亡率とを比較したのが〔図表92〕です。どの分野で分析しても最も非活動的な四分の一の人たちに比べて活動的な四分の一の人たちの死亡率は20%前後少なくなっていました。非活動的な人に比べて身体的活動の活発な人たちの死亡率が15%低下しているのに対して、映画やレストラン、トランプをして社会的活動の活発な人たちの死亡率は19%低下しているだけといったように大きく違っていないことが分かります。

このように水泳やウォーキングをするのが嫌いといった人たちや体力的にできない人たちは、何も嫌いな運動をしなくとも他人とゲームをしたりレストランで食事をする、映画館や美術館に行く、といった目的で外出したり、他人とゲームすることで長生きができるのです。

メディカルチェックの勧め

普段から体を動かしていない人が急に運動を始める場合は、運動前にストレッチや基礎体力をつける準備運動を十分にしておくことが大切であることはすでに述べました。また、運動の途中で体調がおかしい、気分がすぐれなくなったなどの場合は、早々と運動を切り上げて休憩する勇気を持つことも必要です。年齢によって体力が異なりますので、歳相応の強さで運動をすることが大切ですが、その目安については後の項目で説明します。

高齢者は動脈硬化や高血圧など何らかの病気にかかっていたり、病気が潜在していることもありますので、それらの病気を運動によって重くしたり、症状を現わしてしまうことがあります。このようになったのでは健康のために運動をしているつもりでも、健康を損ねることになります。そこで、隠れている病気や体のウィークポイントをあらかじめ見つけ出し、体に合った運動メニューができるようにするのがメディカルチェックです。

〔図表93〕のメディカルチェックの流れは、簡単な項目から始めて必要に応じて詳しく体調を調べ、最後に総合的に健康・体力を判定して、運動をする際のカウンセリングをするま

図表93　メディカルチェックの内容

1．一般的なメディカルチェック（問診、聴打診、血圧、胸部X線撮影、血液検査、尿検査）

2．形態測定（身長、体重、胸囲、座高、皮下脂肪厚、腹囲）

★精密検査（必要に応じて）

3．脊柱変形についてのシルエット撮影

4．心電図検査（安静時）

★精密検査（必要に応じて）

5．呼吸機能検査

6．心電図負荷検査（マスター）

★精密検査（必要に応じて）

7．精密な運動負荷試験（自転車エルゴメータ、トレッドミル／心電図・血圧モニター、自覚運動強度、酸素摂取量など）

★精密検査（必要に応じて）

8．腰痛テスト

9．スポーツジムなどで体力テスト（バッテリーテスト）（握力、背筋力、垂直跳び、上体起こし、伏臥位上体そらし、立体・長座位体前屈、反復横跳び、ジグザグドリブル、開・閉眼片足立ち、歩・走速度テストなど／心電図モニター）

10．特別体力テスト（心電図モニタ）

★水中テスト（必要に応じて）

11．水中テスト（水中心電図モニター）

12．総合的に健康度・体力を判定

13．運動処方　医学的検査結果を伝え、栄養・休養処方、生活習慣などについても。

での過程を述べています。

簡単なメディカルチェックとして、問診・聴打診によって体の異常を調べ、さらに血圧測定、胸部X線撮影、尿・血液検査をするといった一般的な健康診断を第一段階で行ないます。続いて、身長、体重、胸囲、座高、皮下脂肪厚を測定して、肥満傾向が見られるかなど体の特徴を把握するとともに運動による体重の変化などを見る基礎データを得ておきます。側彎症が見られる場合は背中に格子縞の光を当ててシルエット撮影をして体形を把握する検査が行なわれます。呼吸機能、心臓機能に異常がある場合は呼吸機能検査、心電図検査が行なわれ、心臓の冠動脈が細くなっている可能性があれば階段を上下したり、自転車を漕いだ状態での心電図検査、疲れ具合、血圧、血液中の酸素の濃さ、などが調べられ運動してよい強さが決められます。その他、腰痛の見られる人には腰痛を悪化させる動作や運動の種類が調べられ、専門的なスポーツジムなどでは体力を測定したり水中での体調の変化が様々な検査機器で調べられます。

これらの結果を総合的に判断して運動処方が行なわれ、適した運動量・内容以外に栄養・休養処方や生活習慣の指導が行なわれますので、運動前にメディカルチェックを受けると安心して運動に専念できます。

年齢による運動量の目安

健康状態や体力は必ずしも年齢と反比例せず、高齢者でも速く走れる人、エベレスト山に登頂できる人など、元気な高齢者がたくさんおられます。したがって、運動量の目安を年齢によって区別するのは年齢差別（エイジズム）といえるかもしれませんが、一般的には多くの高齢者は若い人と同じ運動量をこなせません。また、すべての人についてメディカルチェックに基づいて運動処方をされない限り運動は危険であるといわれたのでは、各年代層の人に運動は普及しません。

そこで、歳を取るとともに低下する平均的な身体機能、運動能力から、年齢と運動量の目安が提示されると参考になります。自分は歳よりも若い運動能力に相当すると考えた場合は、該当した若い年齢の目安量の運動を自己責任で実行するのがよいでしょう。とはいっても高齢者が市民マラソンで完走しようと、打ち切りの制限時間が過ぎても走り続けて、主催者の医療班が撤収した後にゴール近くで倒れてしまうといった事故がときどき見られます。それら自信過剰高齢者用にボランティア救護班が遅くまで待機していることもあるぐらいですから、運動をする際には年齢という要素を考えたほうが無難であるといえます。

〔図表94〕は健康づくりのための運動所要量策定委員会が定めた年齢による運動量の目安です。一週間の運動量としては二〇歳代では180分間運動することが健康づくりのために

図表94　年齢による運動量の目安

年　齢　階　級	20歳代	30歳代	40歳代	50歳代	60歳代
1週間の合計運動時間	180分	170分	160分	150分	140分
目標心拍数（拍／分）	130	125	120	115	110

（注意：目標心拍数は、安静時心拍数が概ね70拍／分である平均的な人が、50％に相当する強度の運動をした場合の心拍数を示すものである）

（平成元年「健康づくりのための運動所要量策定検討会報告書」より抜粋）

必要ですが、五〇歳代では１５０分、六〇歳代では１４０分と年齢を一〇歳重ねるごとに運動時間を10分間短縮しても健康づくりには適しているとされています。

どの程度の強さの運動をするのがよいかは1分間の脈拍数で決めます。普通の人では1分間に七〇回ぐらいの脈拍を打ちますが、運動を始めますと運動の強さに応じて脈拍数が増えます。目一杯、心臓が張り裂けるほど強い運動をした場合の脈拍数は「２２０－（マイナス）その人の年齢」となり、二〇歳代の人では１分間に二〇〇回脈拍を打つまで強い運動ができます。五〇歳代の人では1分間に一七〇回の脈拍を打つのが最大の運動強度ですが、最大脈拍数から普段の脈拍数を引いた値の50％ぐらい脈拍数が増加する程度の運動が適した強さの運動となりますので1分間に一二〇回の脈拍を打つ、少し下げて一一五回の脈拍で「楽」から「ややきつい」と感じる程度の運動の強さが五〇歳代の人には適切といえます。

運動をする前、している途中で脈拍を測る習慣をつけておき、〔図表94〕を参考にしますと無理のない範囲の運動ができます。

日常動作がスムーズにできる筋トレ

筋肉を強化する筋肉トレーニングは、ある目的の動作をスムーズにこなすため、また治療目的のために有効な手法となります。たとえば、転倒を予防するために足を高く上げて歩いて骨盤から太腿の筋肉、特に大腰筋を強化する、肛門周囲の骨盤底筋を引き締める運動をして子宮や肛門が骨盤から下方へ下がり子宮脱になるのを予防する、肩関節周囲の筋肉を強化して肩関節の習慣性脱臼を予防する、など強化する目的が明確な場合は、特定の筋肉のトレーニングが効果を上げます。

しかし、様々な筋肉の総合的な働きで成り立っている日常動作をスムーズにするためには、体のいくつかの筋肉を鍛えただけでは追いつきません。結局、全身の筋肉運動を継続することが多様な日常動作を上手に、力強く行なうコツといえます。背中や太腿の筋肉の強さは手の筋肉の強さと比例していることが分かっていますし、速く歩ける人は握力が強いなど全身の運動は体の隅々の筋肉トレーニングともなるのです。したがって、毎日体操のような全身

図表95　歩く習慣と日常生活の容易さ

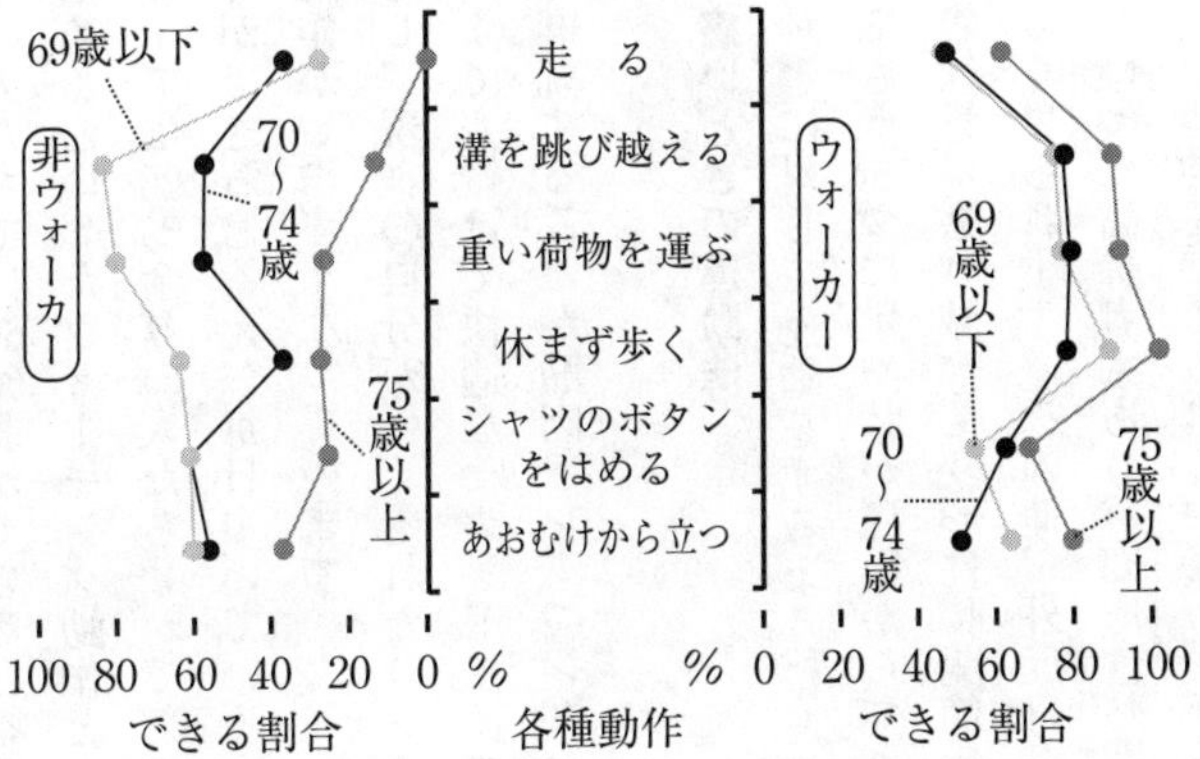

(九州保健福祉大による日本ウォーキング学会での発表 2002年)

運動とともにウォーキングをするのが効果的です。

〔図表95〕は二〇〇二年に日本ウォーキング学会で九州保健福祉大学から発表された、一週間に20キロメートル以上歩くウォーカーと歩く習慣のない非ウォーカーとの日常動作のできやすさを比較したものです。調査された高齢者273人を六〇歳代、七〇歳代前半、70歳代後半、の三群に分け、走るといった足腰の強さに関連する動作から、シャツのボタンをはめるといった指の働きに関係する動作など6種類について年齢群別にできやすさを示しています。

走るといったウォーキングに近い動作については七五歳以上の非ウォーカーの人たちでできる人は0%であるのに、同年代のウォーカーの人たちでは60%弱ができると答えているのは理解できます。しかし、シャツのボタンをはめるといったウォーキング動作とかけ離れた日常動作についても、七五歳以上の非ウォーカーでは20%余りの人たちしかできないのに対して同年代のウォーカーでは60%余りの人たちができると答え、毎日歩いている人では走ることから細かな手作業に至るまで様々な日常動作がしやすくなっています。

もし、現在の自分が軽く走れたりシャツのボタンをはめられる状態であれば、その動作をいつまでも続けて快適なセカンドライフを送るためには、歩くといった全身の筋肉を使う動作を継続することが筋肉トレーニングとなります。

足が痛いときの運動法

高齢者に対して運動をするようにと促しても実行されない理由としては一つに運動嫌い、そしてもう一つに足や膝が痛いからできないの二つがあります。高齢者では体重のかかる膝関節の軟骨が磨り減って変形性膝関節症となり、歩き始めや長距離の歩行に際して膝が痛む人が多く見られます。その他、外反母趾、扁平足など高齢者に多い足の病気が原因で歩きにくいといった高齢者もあり、変形性膝関節症の治療やフットケアをして痛みを軽くしてからでないと運動を始められない場合があります。

変形性膝関節症に対しては大腿四頭筋を強化する、膝を冷やさずに暖める、膝関節用の装具を装着する、足底板を装着する、体重を軽くする、など理学療法や日常生活指導で痛みを除いたり、関節内注射や薬物療法で関節痛を軽くして運動を開始する必要があります。フットケアについては足の趾《ゆび》を一本ずつ曲げたり伸ばしたり、側方向に開いたりして働きを増す、足の裏の筋肉を使う体操で足底の筋力を強くする、などで膝、足の痛みが生じないようにしながら運動を継続します。

足の痛みを避けて運動する方法として、足に体重がかからないように水中運動をする、床上で体重をかけないで運動をする、などの方法があります。プール内で歩く、泳ぐといったアクアエクササイズは浮力により足にかかる体重が減少するうえ、水の粘稠《ねんちゅう》性により運動時に抵抗力が発生して筋力強化の効果が上がります。また、水の静水圧により手足をやんわりと締め付け、むくみが減少したり静脈血が心臓へ戻るのを助けたりします。

足の痛みがあっても〔図表96〕に示すような床上で臥床したままできる運動があります。転倒防止のために大腰筋を強化するのは効果的ですが、図表の上に示しましたように太腿を床と水平になるぐらい高く上げて足踏みをしますと大腰筋の働きが強くなっていきます。

このようなその場での足踏みといっても膝や足に痛みがある場合は太腿が十分に上げられません。このような場合は〔図表96〕の下の二つの図に示しましたように仰臥位で足を90度

図表96　大腰筋の強化運動と足の痛みがある場合の2つの運動（①、②）

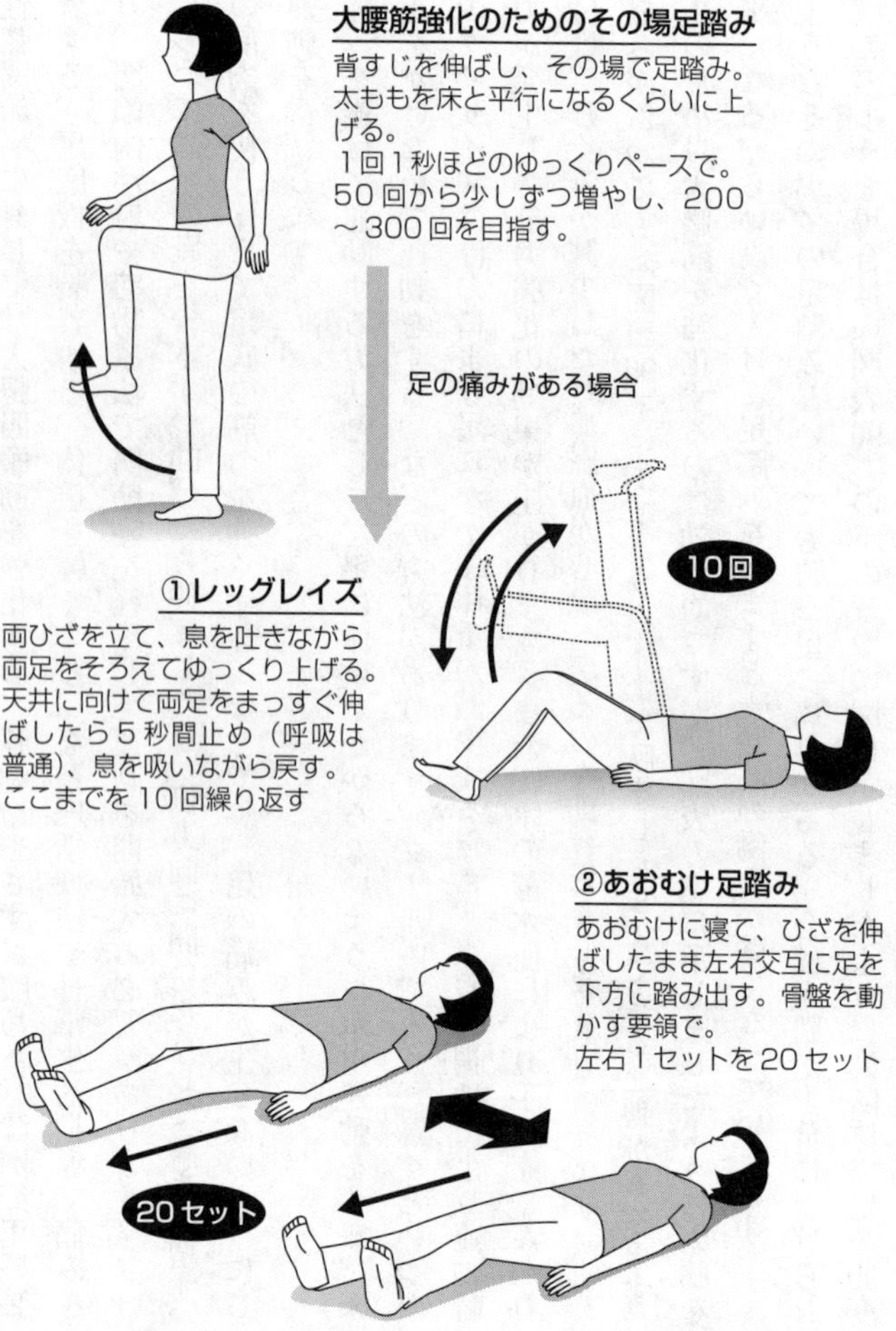
大腰筋強化のためのその場足踏み
背すじを伸ばし、その場で足踏み。
太ももを床と平行になるくらいに上げる。
1回1秒ほどのゆっくりペースで。
50回から少しずつ増やし、200〜300回を目指す。
足の痛みがある場合
①レッグレイズ
両ひざを立て、息を吐きながら両足をそろえてゆっくり上げる。天井に向けて両足をまっすぐ伸ばしたら5秒間止め（呼吸は普通）、息を吸いながら戻す。ここまでを10回繰り返す
10回
②あおむけ足踏み
あおむけに寝て、ひざを伸ばしたまま左右交互に足を下方に踏み出す。骨盤を動かす要領で。
左右1セットを20セット
20セット

まで挙上する、仰臥位で足踏みをするといった運動で足に痛みを生じさせない形で大腰筋を強化できます。同様に床上での運動で筋肉強化をする方法として、大腿四頭筋を強くするのに四分の一スクワットをする代わりに椅子に腰をかけて下腿を挙上する、仰臥位で下肢を挙上する、各々に抵抗をかける、などでも効果が上がります。

下半身の筋力を維持するトレーニング

二〇〇七年七月の新聞でゴリラを二本足で歩かせた場合と四本足で歩かせた場合とのエネルギー効率を比較した研究成果が掲載されていましたが、四本足に比べて二本足で歩いた場合は四分の一のエネルギー消費で移動できるそうです。このように効率のよい移動手段として人間は二足歩行を獲得しましたが、二足歩行の陰で仕事量を増やしたのが下半身です。人は足から衰えるともいわれますが、高齢になって足腰が衰えますと外出が困難となり、他人とのコミュニケーションが少なくなって考える力が低下します。

このことから下半身の筋力を維持することは大切ですが、腰や足の筋肉のうち主だった筋肉について各々50kgの力を出してトレーニングするのは大変な苦労がいります。それに代わって50kgの体重をかけて移動するといった歩行は、筋肉を効率よく使ってしまうといったマイナス要素があるにしても、下半身の筋力を維持するトレーニングとしては最適です。

図表97　下半身、ことに骨盤底筋群を鍛える体操

図の姿勢で、肛門、膣、尿道を５～１０秒締める、緩めるを繰り返す。
腹筋や背筋を鍛えるとなおよい。

①仰向けの姿勢で

脚を肩の幅に開いてひざを立てる

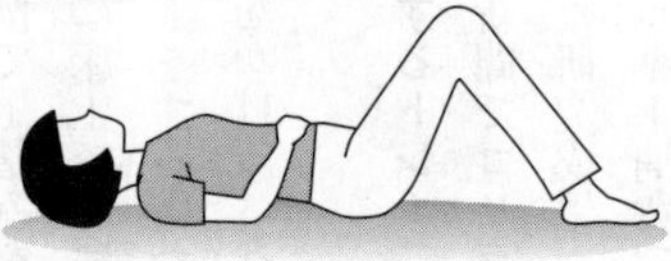

③座った姿勢で

両脚を肩の幅に開き足底を床につける。背筋は伸ばす

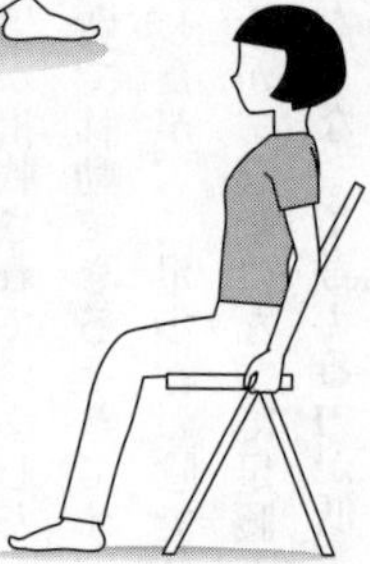

②四つん這いの姿勢で

床にひざとひじをつきひじで頭を支える

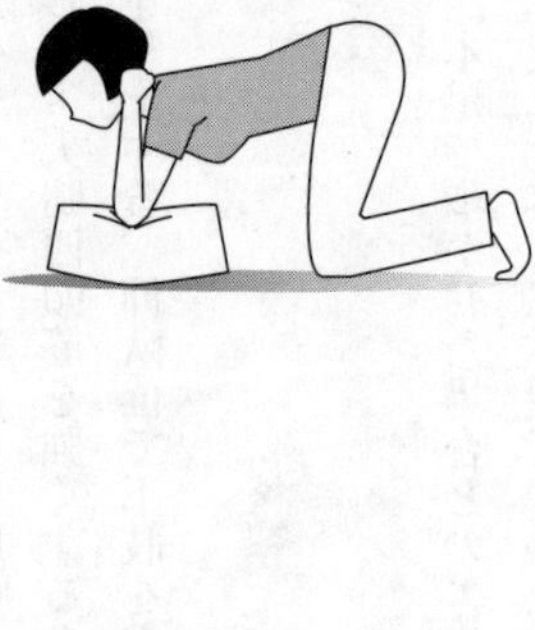

④机にもたれた姿勢で

肩幅に開いた両腕を台につき体重を腕にかける

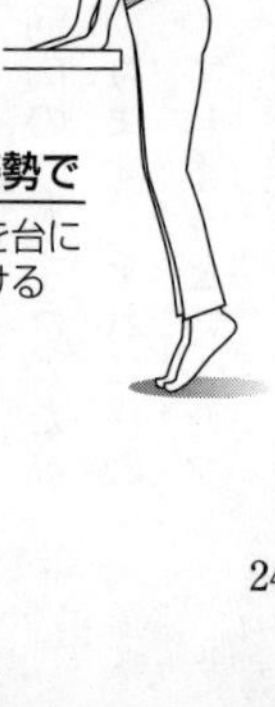

女性の場合は下腹部から骨盤にかけての筋肉の弱い人が多く、子宮・腸・膀胱など下腹部の臓器の重さが骨盤の下の筋肉を押し下げて子宮脱と診断される状態になることがあります。子宮脱では子宮だけが下方へ下がるのではなく、内臓全体が下がり尿失禁の原因ともなります。

これを防ぐために〔図表97〕に示しましたように骨盤底筋群を鍛える体操をすると効果が上がります。骨盤底筋群を強化するためには仰向け、四つん這い、座ったまま、机にもたれたまま、といった四つの姿勢で、肛門・膣・尿道を5～10秒間締める、緩めるといった運動を繰り返します。また、腹筋・背筋を鍛えますとさらに効果的です。このような骨盤底筋群の強化で下腹部が下がったために不快感を覚える、尿が漏れる、といったことがなくなり、快適なセカンドライフを楽しめます。

腹筋、背筋を強化するトレーニングは、下腹部内臓の位置をよい状態に保つだけでなく内臓を腰椎に近づけ、腰椎が内臓の重みで前方に引っ張られて腰痛が生じてしまうのを防ぎます。その意味では、腹筋・背筋を強化することは自分の筋肉でコルセットを作ったことになり、常時コルセットを装着していることにもなります。いずれにしてもウォーキングや骨盤底筋群強化体操、腹筋・背筋強化体操により下半身の筋力を維持しますと、快適なセカンドライフを保障できることになります。

骨を丈夫にする運動法

骨はカルシウム、リン、コラーゲンなどの成分でできていますから、これらの成分を食事で十分に摂ることが骨を強くする大前提となりますが、これらの栄養素が体に入ってきても骨に重力をかけないと骨は強くなくてもよいと思っているふしがあります。というのは骨は重力のかけ具合によって強くしておかなければならないか、あまり強くなくても生きていくのに困らないかを判断しているように見えるからです。

たとえば、空を飛ぶ鳥の骨は力強く羽ばたくだけの強さがあれば十分ですので、ストローのような空洞の骨になっています。一方、何トンもある恐竜の骨は体重を支えて移動できるようにと電柱のような強い骨でできています。人間の場合も宇宙飛行中に無重力状態で過ごしたり、長期間寝たきり状態でいますと骨は強くしなくてよいと判断してカルシウムを少なくしますが、相撲取りのように重い体重で四股を踏んでいますとカルシウムをたっぷりと溜め込んで骨を強くします。

一方、運動にも骨を強くする運動、あまり骨を強くしない運動があり、水泳は体重がかからないといった点では骨を強くしない運動に属し、短距離競走、柔道など骨に大きな重力をかける運動は骨を丈夫にする運動といえます。それではウォーキング程度の運動は骨を強くしないかといいますと、ウォーキングでも長く続けていれば骨は丈夫になります。

図表98　腕の骨を丈夫にする運動

A．上肢に対する引っぱり運動

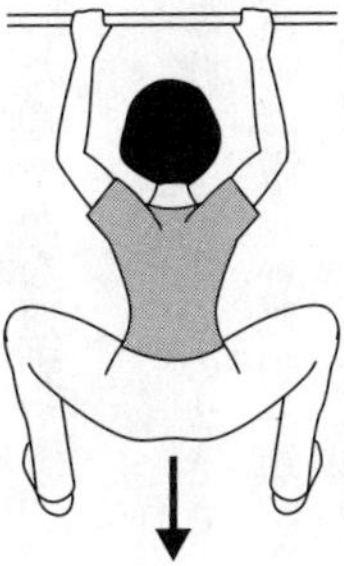

C．上肢に対する曲げ運動

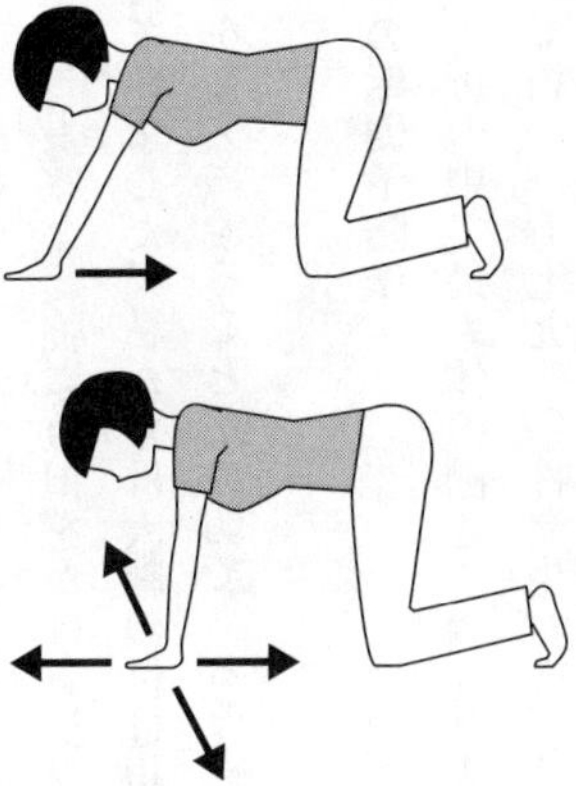

B．上肢に対する圧迫運動

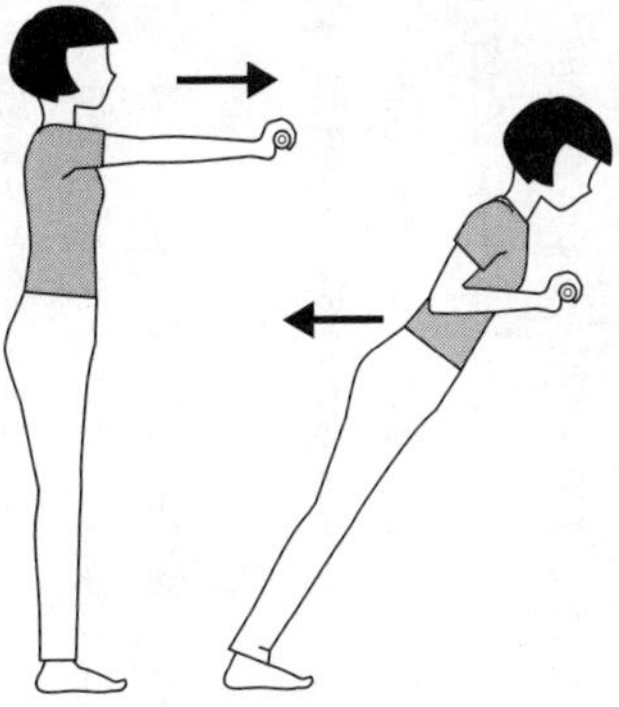

D．上肢に対する捻り運動（2人で）

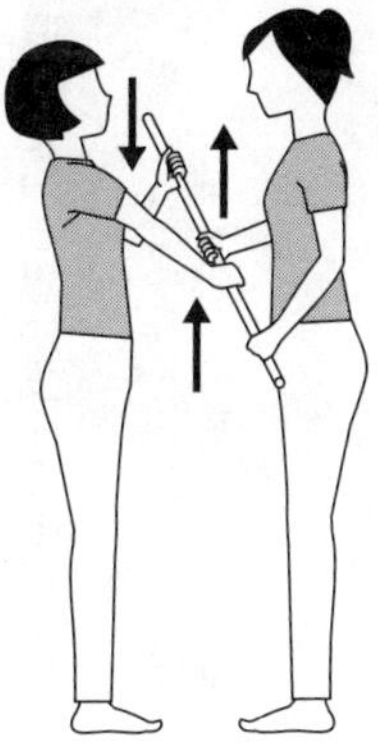

私は東京都の板橋区で活躍しておられる、ゲートボール愛好家の高齢者の骨の丈夫さを四年間にわたって調べたことがあります。その調査では七〇歳前後の高齢者でも、またゲートボールといった穏やかな運動でも、継続している人では骨のカルシウム量が増加し続けていました。

結局、骨の強化は「重力の大きさ」×「重力をかけている時間」で決まりますので、骨を丈夫にする運動は激しい運動を短時間に行なうのと穏やかな運動を十分な時間をかけて行なうのとは同じ効果があり、いずれの運動をしてもそれなりに骨は丈夫になるのです。

また、この骨を強くしたい、と狙った骨を強くすることもできます。〔図表98〕は手首の骨折を防ごうと腕の骨を強くする運動をしているところです。図表のように腕を捻る、腕で押す、腕を引っ張るなど腕に負担をかける様々な運動をしますと五カ月後には4％もカルシウムが増えていました。私たちは太腿の付け根の骨折を避けたいと思いますので、毎日歩いて太腿の骨を丈夫にすることが大切であると考えます。

暮らしの中の転倒予防法

高齢者の骨折の中で最も体の働きを損なう大腿骨頸部骨折は、二〇〇二年の全国調査で一年間に国内で約一一万七九〇〇件発生していると推定され、その骨折の約85％は転倒が直接の原因となっていました。骨粗鬆症の治療に有効な薬の投与によって大腿骨頸部骨折の発生率は半減することが分かっていますが、転倒防止によっても骨折率は半減するものと考えられています。この点では、転倒予防は骨粗鬆症の薬物療法に匹敵するくらい効果的で安く付く方策といえます。ロンドンのキングス大学転倒予防外来を担当しているエリス・マーガレット女史は、骨粗鬆症治療薬を処方するよりは1時間の患者指導と1時間の居宅訪問で杖を持たせたり介助者をつける、家屋改造や玄関先の危険部位の指摘する、などの転倒予防策で骨折を減らしたほうが経済的であると述べているぐらい転倒予防は大切なのです。

転倒の発生は高齢者の体の働きがよくないためと生活している場所に障害物があるための二つが重なって生じることが多いです。したがって、暮らしの中で転倒防止を図るためには身体面と環境面との両者で検討し、改善していく必要がありますが、身体面では身体機能を向上させることと、かかっている病気・飲んでいる薬を見直すこと、の二点が大切になります。

高齢者は静かに立位を保持しているつもりでも体は揺れ、体の揺れに抵抗して立っていられる能力が低下します。そこで、〔図表96〕で示しました大腰筋の強化に加えて〔図表99〕に示す下腿、大腿、臀部の筋力強化を一度に一〇回、一日に一～二度実行することが望まれます。このような筋肉トレーニングで筋力をつけながらも日常生活上の応用動作として歩くことがとっさの判断、危険回避のための俊敏性を養う上で大切です。

図表99　転倒防止のための下腿・大腿・臀部の筋力強化体操

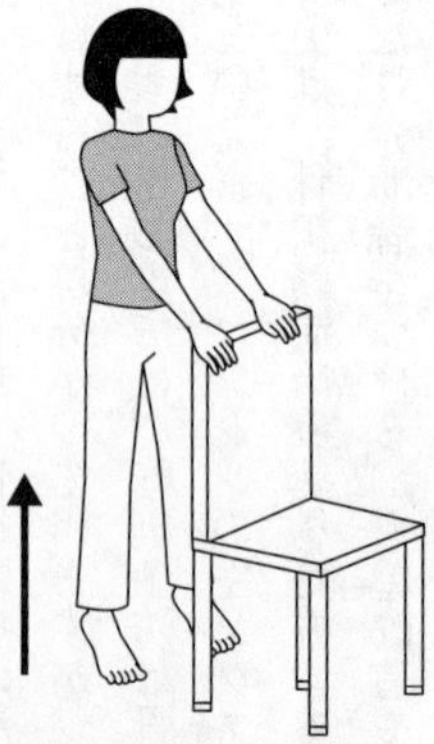

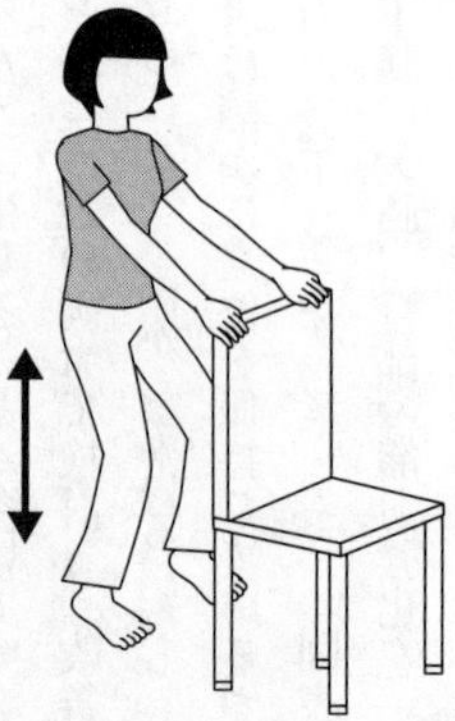

① ―下腿の筋力強化―

できるだけ背が高くなるように、1、2、3、4で両方のかかとを同時に上げます。その後、1、2、3、4で両方のかかとを下ろします

② ―大腿の筋力強化―

1、2、3、4でひざを軽く（4分の1くらい）曲げ、1、2、3、4でゆっくりと伸ばします（4分の1スクワットともいいます）

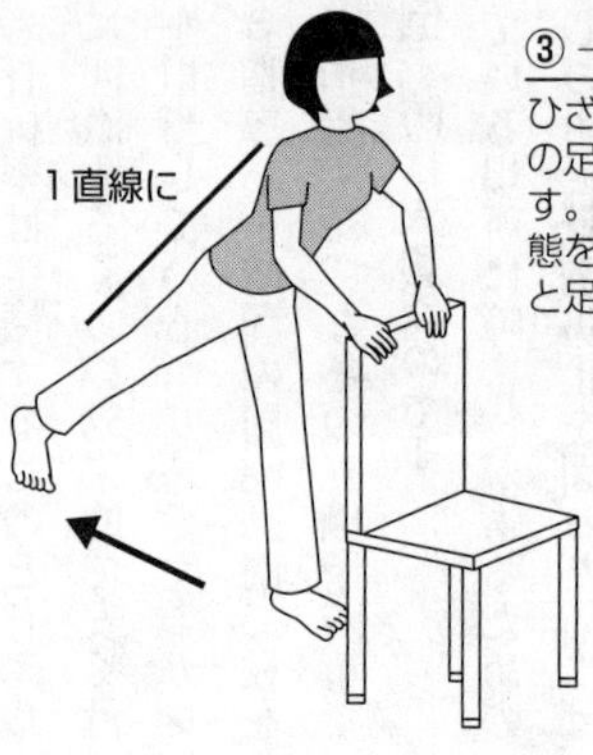

③ ―臀部の筋力強化―

ひざが曲がらないように、片方の足をまっすぐに後ろに上げます。足を後ろに上げたままの状態を1秒間続けた後、ゆっくりと足を元の位置まで戻します

アメリカで筋力アップや太極拳、バランス能力アップなど様々な訓練グループの卒業者を四年間にわたって追跡し、どのような訓練が転倒を減らしたかが調べられました。その結果、太極拳などバランス能力を向上させる訓練が転倒率をほぼ半減させ、最も有効であることが分かりました。したがって、筋力だけを増やすよりは、全身の筋肉の総合的な働きを発揮できるようなバランス運動を暮らしの中に取り入れる必要があります。

一方では、階段や玄関の暗さ、廊下の寒さ、段差、眩しさ、など〝さ〟のつく家屋環境も転倒に関係しますので、自分で安全と思っていても改めて見直し、改善することが必要です。

運動のストレス発散効果

運動は体力増強に貢献して病気から遠ざかった体にする、病気治療に役立つ、などと体にとってよい作用をしますが、若い人たちが運動に興じている理由は健康面よりも爽快感や達成感を求めていることが多く、達成感を求めるあまり無理な運動・練習をする傾向も見られます。しかし、成人、中高年者と運動をする人の年齢が高くなるにつれて、よい成績を出すといった目的意識は薄れ、運動に楽しみを求める、仲間との交流を大切にする、といった傾向が強くなります。

一方、運動に打ち興じている間は普段の心配事や悩みを忘れて別世界に身を置けるといっ

図表100　各年代の女性の身体活動、運動の割合

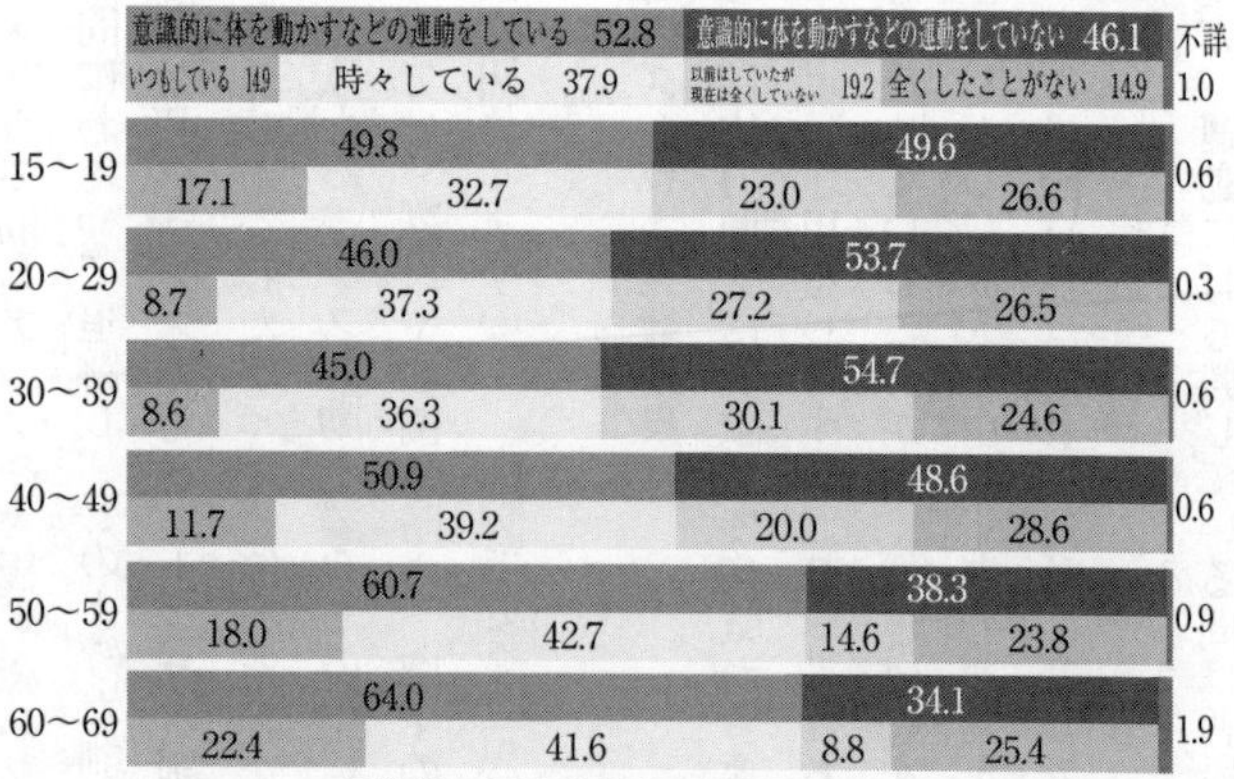

●資料　厚生労働省「保健福祉動向調査」平成８年

た開放感が味わえ、別の見方をすれば現実からの逃避ができます。この点では、運動は海外旅行と似ていてストレス発散効果があるといえます。

子育てが終わってセカンドライフが始まる際には様々な精神的ストレスに悩まされ、それをうまく処理できなければ鬱傾向に陥ったり、身体機能を低下させてしまいます。女性では五〇歳を過ぎた頃から六〇歳前後をピークとして空の巣ライフイベントが多くなります。空の巣ライフイベントとは小さかった子どもが成人となり親許を離れていく、最後の子どもも入学や結婚をする、などで親は取り残されたような気分となり、鳥の巣立った後のような空虚な家庭になることをいいます。空の巣ライフイベントは職業生活からの引退、配偶者との死別とともに

中高年期にやってくる三大ストレスとなり、これらをいかに処理できるかが快適なセカンドライフの決め手になります。いくつかの解決法の一つとして運動を選べます。

〔図表100〕は生活習慣病対策のために厚生労働省が各年代の女性について、どの程度の頻度で身体活動・運動をしているかを調査した結果をグラフに示したものですが、五〇～七〇歳代で空の巣ライフイベントの経験割合と比例するように運動をいつもしている、時々しているといった人の割合が増えています。

運動について調べたほかの調査では、若年成人に比べて中高年者の運動目標は運動で体を鍛えるよりも楽しみや精神的な側面、他人との交流を運動に求めています。低い強度の楽しい運動をすることにより胃や腸での食べ物の動きが早まり、便秘が解消されたり、胃腸の調子が快適になることが分かっています。

運動によりどのようなストレスがどの程度発散できるかについての具体的なデータはありませんが、高齢期にやってくる難儀なこと、ストレスが運動で発散できることは間違いがないようです。

第5章

生活習慣を少しずつ改善していく

病気になる生活とならない生活

病気のなり立ちに関与する要因については、すでに〔図表38〕で示しましたように外部環境要因、遺伝要因、生活環境要因の三つからなっていますので、いくら熱心に生活に工夫を凝らしても、それだけでは様々な病気にならないとはいい切れません。というのは、多くの病気は三つの要因が重なり合って発病しますので、病気にならないように努力をして生活をしているつもりでも生活環境要因や遺伝要因が発病させてしまうということがあるのです。

たとえば、肥満・高脂血症・高血圧の傾向が見られるので一念発起して週三日は会社から帰宅後の夕方、家の近くでジョギングを始めて、体重・血圧は少し下がってきた、血液中総コレステロール値も低下傾向と喜んだものの、車の排気ガスが多い夕方の道路沿いでのジョギングにより喉を傷め、喘息のような咳が治らないといった事例があります。

また、家の近くで車と接触して腰を痛めてしまった、走り始めてから膝関節に水が溜まってきた、など生活上の努力だけで目的通りに病気の発病は止められません。この点では薬がよい作用もすれば、副作用もあるのと似ており、全く病気にならない生活の実現は難しいです。

このように私たちは複雑な環境・生活様式の中で日常活動を営んでいて、目に見えない遺伝子にも支配されています。これらの条件下で少しでも病気にならない生活を送るための三

図表101　病気のリスクと外出頻度

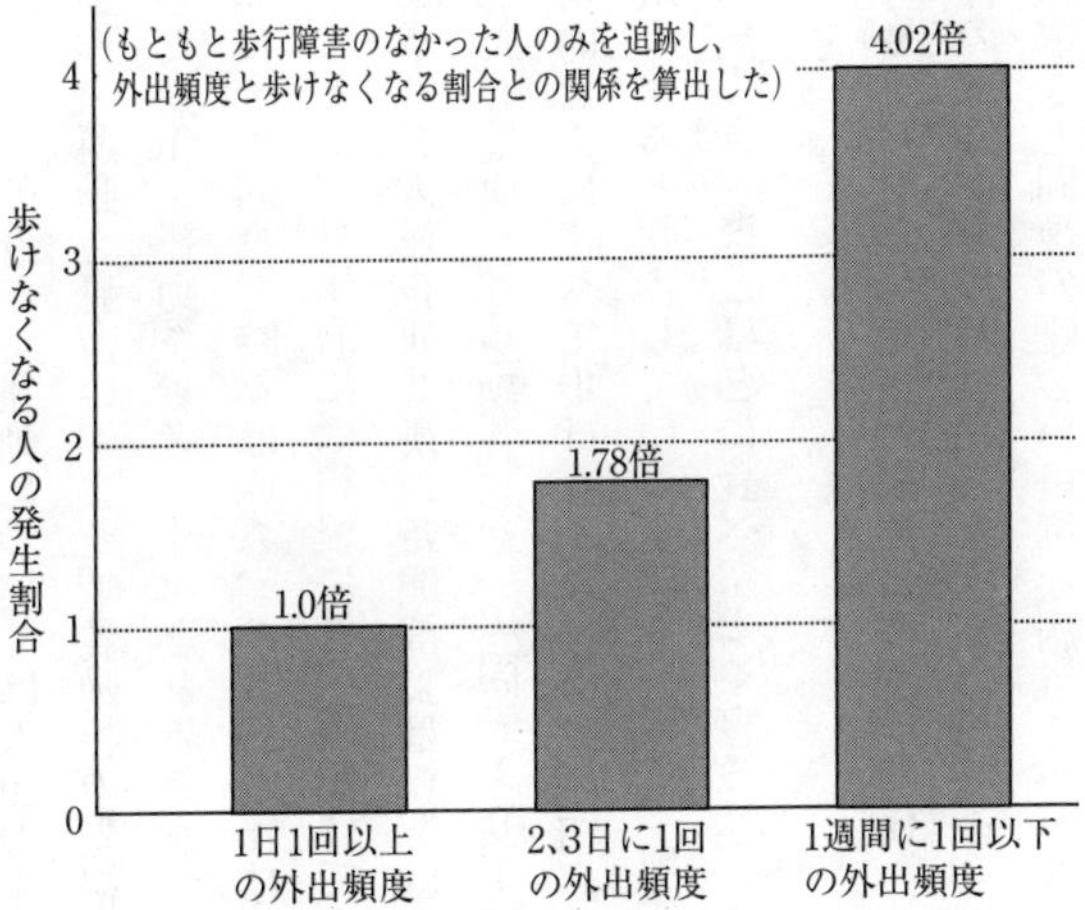
(もともと歩行障害のなかった人のみを追跡し、
外出頻度と歩けなくなる割合との関係を算出した)
歩けなくなる人の発生割合
4
3
2
1
0
1.0倍
1.78倍
4.02倍
1日1回以上の外出頻度
2、3日に1回の外出頻度
1週間に1回以下の外出頻度

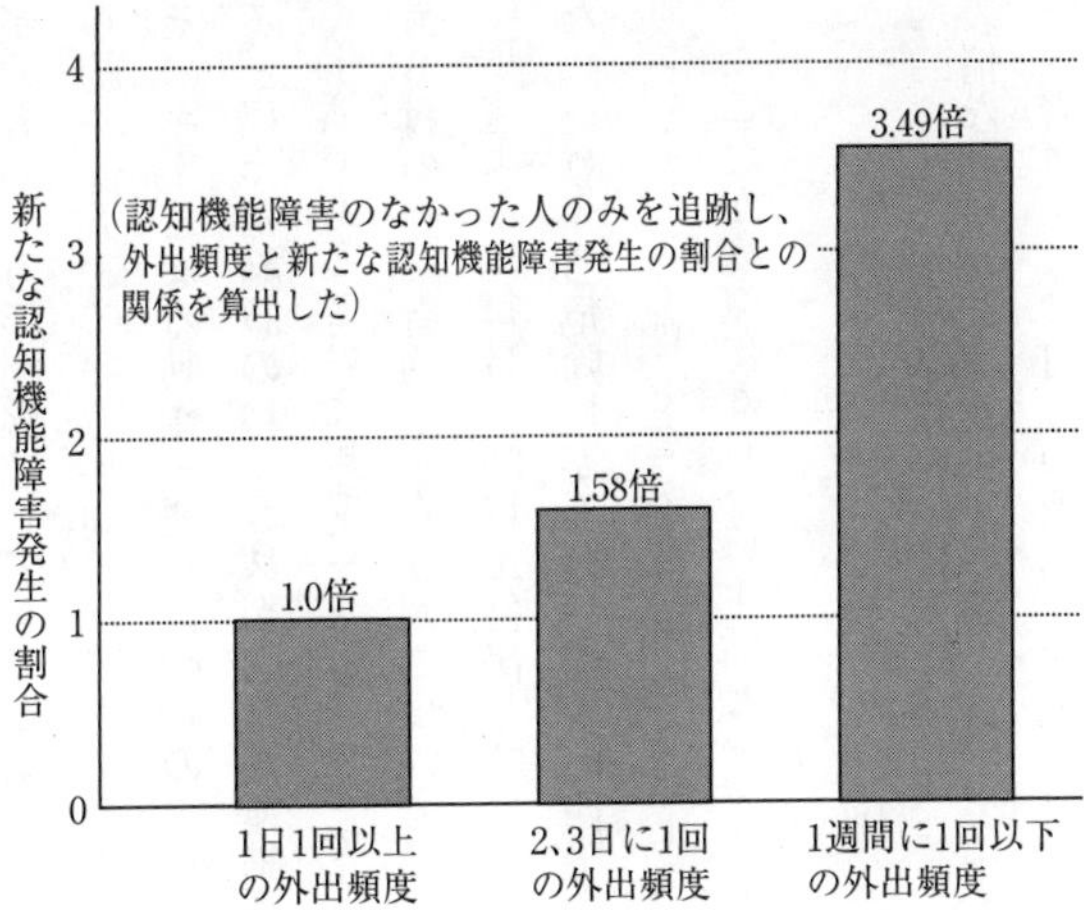
(認知機能障害のなかった人のみを追跡し、
外出頻度と新たな認知機能障害発生の割合との
関係を算出した)
新たな認知機能障害発生の割合
4
3
2
1
0
1.0倍
1.58倍
3.49倍
1日1回以上の外出頻度
2、3日に1回の外出頻度
1週間に1回以下の外出頻度

つのポイントとしては運動・栄養・休養の三つに配慮すること以外に選択肢は残されていません。三つのうち、運動については人類の先祖が約五〇〇万年間継続してきて繁栄させてきた動作・運動を見習い、また哺乳動物の先祖から約一億五〇〇〇万年間続けてきて進化させてきた動作・運動を参考にすべきと考えます。そのキーとなる動作・運動は動物のように基本的に歩き回り、時々は休み、そして時々は走るといった緩急のバランスが取れた運動を行なうことで、具体的には頻繁に外へ出かけていく生活であるといえます。

東京都老人総合研究所の新開部長は新潟県のある村の高齢者約1500人について二年間にわたり健康状態を調査して、〔図表101〕に示すように毎日一回以上外出している人は平均的な人に比べて歩けなくなったり認知症になったりする危険性が三分の一から四分の一に減少すると報告しています。このように現代社会においても閉じこもりの弊害を取り除き、外へ出歩き、ほどほどに食べ、よく寝る、といったことが病気にならない生活といえます。

怒りや笑いなど、感情と病気との深い関係

体の状態がすぐれないときは笑いが消え、無表情な顔つきとなります。また、脳卒中や脊髄損傷など回復の難しい重篤な病気にかかられた患者さんは、自分の重篤な病気に対して初めは無関心を決め込み、それでも治らない現実に対して怒りを覚える時期があります。次い

で、重篤な病気については諦めの境地に陥り、やがて自分で体の働きを改善しなければ現状から脱却できないと気づき、回復への努力を始めるといった過程で傷害の受容・克服をしていきます。

このように病気には笑いや怒りなどの感情が様々な面で関係しますが、笑いや怒りそのものが病気の経過に影響を与えることも分かってきています。たとえば、関節リウマチの患者さんが落語を聞いて笑うと関節の痛みが少なくなる、入院中の患者さんに落語を聞かせたり音楽を聴かせると回復によい影響を与える、などが明らかとなり、落語家になった医師が活躍したり、音楽療法を取り入れている高齢者病院があります。

では、病気と感情とはどのような関係にあるのかを、研究の進んでいる痛みについて〔図表102〕に沿って説明します。まず痛みを強く感じさせる要因としては睡眠不足や疲れなどによって生じる不愉快感があり、逆に痛みを弱く感じさせる要因として病気が軽快している、睡眠・休んでいる、などが挙げられます。また、気持ちが通じ合う、人と触れ合うといった状況や気晴らしをしている、落ち込みがなくなる、気分がよいといった状況でも痛みは感じにくくなります。

アメリカンフットボールの試合を見ていますと、大腿骨を骨折して足をぐらぐらさせながらでも救急車で病院へ行かずに試合中は勝つまで仲間とともに応援をして、苦痛表情を見せ

図102　怒りや笑いと痛みの強さとの関係

痛みを強く感じさせる要因	痛みを弱く感じさせる要因
不愉快感	病気の軽快
睡眠不足	睡眠
疲れている	休んでいる
不安感	気持ちが通じ合う
恐れ感	人と触れ合う
怒っている	気晴らしをしている
落ち込んでいる	落ち込みがなくなる
悲しんでいる	気分がよい
だるい	体が軽い
内向する状況	外交的な状況
一人ぼっちでさびしい	にぎやかにしている
会社で降格	会社などで昇格

ないトップ選手がいましたが、人と触れ合い気分が高揚していますと痛みを感じないようです。逆に痛みを増強させる要因として不安感、恐れ感がありますが、腰痛患者さんを外来で診察している際に不安感・恐れ感を持っておられる患者さんを診た場合は、よほど重篤な病気が潜在して痛みを増強させているものと予想して診察に当たります。

また、怒っている、落ち込んでいる、悲しんでいる、だるい、といった状況や内向する状況、一人ぼっちで寂しい、会社で降格といった状況でも痛みは強くなります。政治家などでは引退した後にすぐ病気になられる例が見られます。一方、体が軽い、外交的な状況、にぎやかにしている、会社などでの昇格では痛みが軽くなります。以上のことから、笑う門には病気が避けて通るようです。

研究が進むほど明らかになる喫煙の害

成人が自己責任で嗜好としてタバコを吸っているのに対して、他人が禁煙をするようにと干渉するのは許容範囲の狭い社会を作ると考えます。ボクシングや冬山登山と同様に生命に危険を及ぼすことを承知で喫煙する自由は認められるべきで、誰しもが他人に迷惑をかけない限り一見してバカなことと思えるような行為をする権利、愚行権は認められています。

私たちは徹夜マージャンをしたり、午前様になるまで酒を飲んだり、大食い競争に参加できますが、これら体にとって悪いことをすべて禁止してしまえば、国民の健康度は上がるかもしれませんが画一的な面白くない社会となって、思わぬ発想から文明が発展する道が閉ざされるのではと危惧されます。とはいっても、タバコを吸わない周囲の人に副流煙を吸わせないことと、喫煙している本人がタバコの害を正確に知っていることは大切といえます。

タバコを吸わない人に比べてタバコを吸う人の肺癌で死亡する割合についてはすでに〔図表40〕で示し、一日に五〇本以上タバコを吸うヘビースモーカーは吸わない人の15倍も肺癌になると述べました。タバコを吸い始めた年齢と肺癌による死亡率との関係についても、タバコを吸わない人に比べて三〇歳代前半でタバコを始めた人は約3倍、二〇歳代前半で始めた人は約5倍、一九歳以前からタバコを吸い始めていた人は約6倍も肺癌で死亡していることが分かっています。

酒を飲みながらタバコを吸う人をよく見かけますが、毎日の喫煙本数とアルコールの量とが食道癌発症にどの程度関係しているかについても調べられています。タバコを吸わず酒も飲まない人に比べて一日一九本以下の喫煙、一日一・五合未満の飲酒習慣の人では食道癌発症の割合が5倍強となりますが、一日二〇本以上の喫煙、一日一・五合以上の飲酒習慣の人では30倍以上にも食道癌になる危険性が高まります。

〔図表103〕はタバコを吸わない男性と吸う男性との死亡者の差から、毎日喫煙をする人の様々な病気による死亡寄与度を計算したものです。喉頭癌の95・9%、肺癌の71・5%、食道癌の47・8%がタバコに起因して死亡しているほか、血管の閉塞、動脈瘤、肺気腫、胃潰瘍、くも膜下出血、心筋梗塞などの虚血性心疾患といった、がんでない病気もタバコによって生じて死亡の原因になっていることが分かります。また、ご主人の喫煙がタバコを吸わない妻に対しても影響を与え、副鼻腔癌、肺癌の約三分の一、心疾患の約一割は副流煙による被害により死亡していることが分かっています。

図表103　様々な病気の死亡原因に関する毎日喫煙の寄与危険度（%）

観察人年＝1,709,273人　1966～1982　死亡数（　）

1）死亡に及ぼす毎日喫煙の寄与危険度（男、昭和41年～57年）

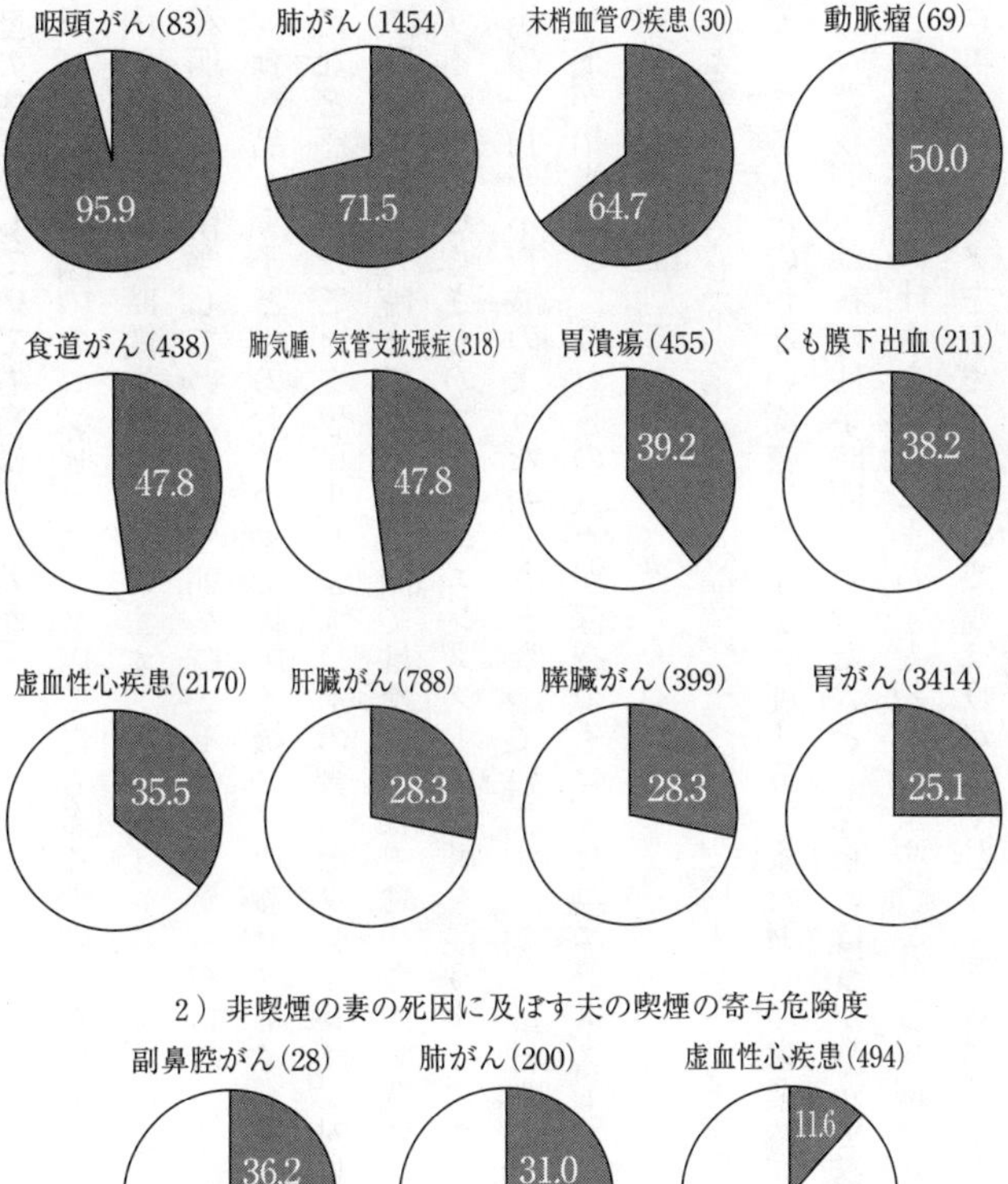

2）非喫煙の妻の死因に及ぼす夫の喫煙の寄与危険度

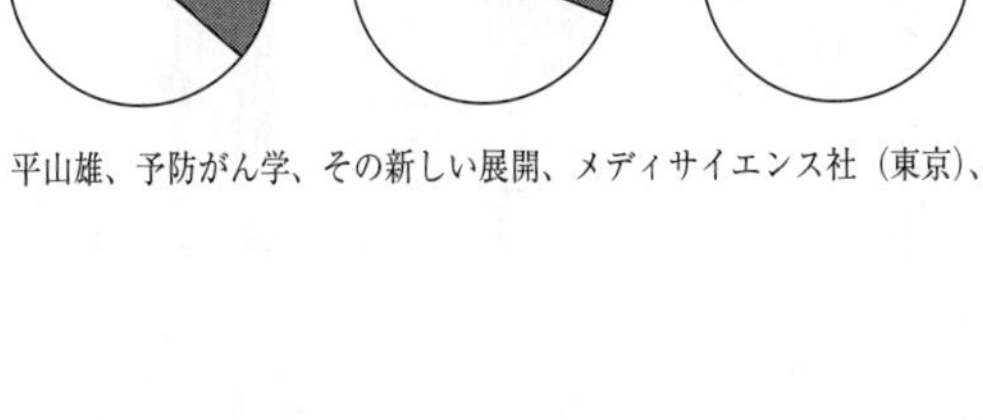

●資料　平山雄、予防がん学、その新しい展開、メディサイエンス社（東京）、1987年

ヒトはヨル型の生活をしていても害はないのか

セブンイレブンは日本国内のコンビニエンス店で最も多くの店舗を持ち、私の知っている限り東京都内の全店舗は24時間営業をしています。セブンイレブン発祥の地、アメリカのテキサスに昭和四九年に留学していたとき、朝7時（セブン）から夜11時（イレブン）まで営業していて、食料品から子どものおやつまで幅広く扱っているセブンイレブンは日本にはない便利な店だなと感心したことを思い出します。その後、セブンイレブンが日本でも数を増やし、朝の7時から夜の11時までの営業時間ではなく深夜も含めた24時間営業をするようになり、またライバルのたくさんのコンビニエンスストアが軒を競うようになって、東京も地方都市も市街の一角が不夜城のような明るさとなっています。これは日本人には夜型の生活をしているヒトが相当多く、これらの人々が深夜でもコンビニエンスストアを利用しているために24時間営業が成り立っているものと考えられます。

夜型の生活をしているヒトの中には、昼間の営業時間が終了した企業や店舗を夜間に改装・改築する、お客さんのいない深夜に商品を管理する、また海外の営業時間に合わせて取引をするといった夜間・深夜が仕事時間といった人と、深夜のほうが静かで落ち着いて仕事がはかどるといった昼間の仕事を深夜にまわす人とがいます。これら夜型のヒトが24時間営業のコンビニエンスストアを支えているのでしょうが、やむなく深夜に仕事をせざるを得な

図表104　ビタミンDの季節変動

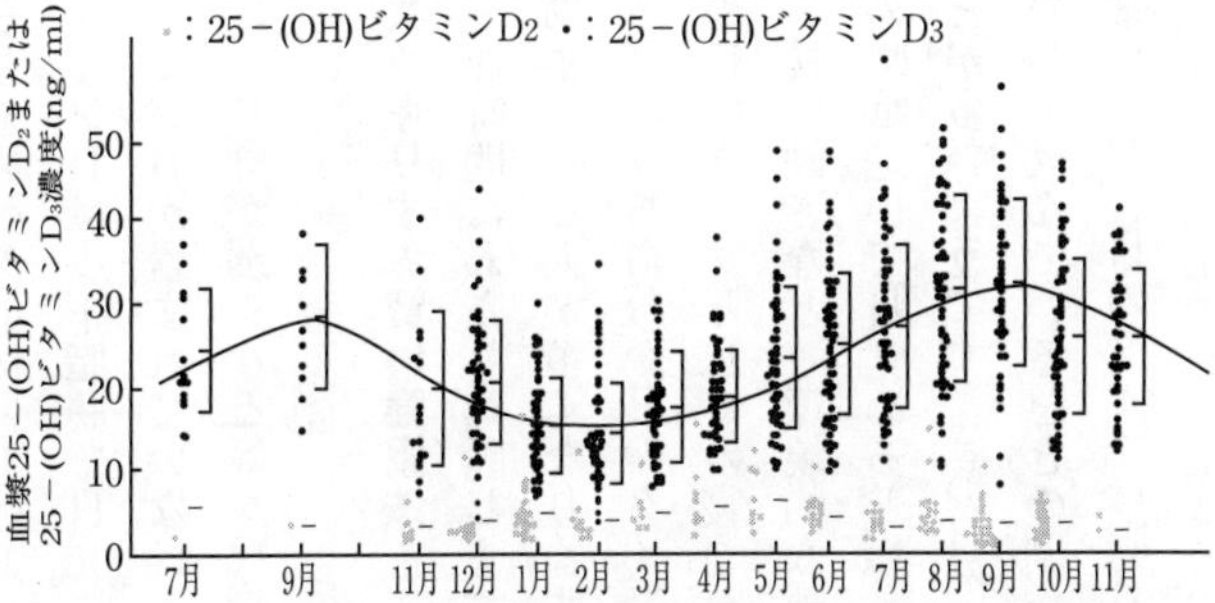

肝臓で活性化された25－ビタミンDを示している。健康な日本人758人について調べたものであるが、食物由来の25－(OH)ビタミンD_2は138人(18.3%)に検出できたのみで、日光由来の25－(OH)ビタミンD_3を中心とした動物由来のビタミンDが大部分を占め、その濃度は季節変動している。

（Kobayashi T. 1999より引用）

い人は昼間での仕事願望が残っていますので、深夜の業務から解放されれば昼型のヒトに戻るでしょう。しかし、自分で深夜を選んで仕事をする人は昼夜逆転生活から抜け出せません。

何時に働こうと自由なのですが、健康といった観点からは昼間に太陽を浴びてほしいです。骨の研究をしている先生方の間では昼夜逆転してバーテンダーを続けているうちに発病したバーテンダー病が有名で、これは体内のビタミンDが不足して骨が弱くなる骨軟化症が本態となっていました。

体内のビタミンDには食べ物から体に取り入れたもののほか、皮下脂肪でコレステロールの仲間が紫外線を浴びることによって自己生産したものもあります。血液中のビタミン

Dの多さを調べた小林先生によりますと、〔図表104〕に示しますように体内のほとんどのビタミンDは皮下脂肪で日光により作られ、日照時間の短い冬では夏の半分程度しか体内にビタミンDが含まれていないことが分かります。このことから、夜型のヒトはビタミンD不足により骨が弱くなるほか免疫力が低下するなどの害があるといえます。

頭がスッキリする賢い睡眠法

十分な時間にわたり熟睡しますと頭はスッキリとしますが、歳を取るにしたがって睡眠不足に悩まされる人が多くなります。熟睡願望を妨げる不眠には五つのタイプがあり、それらのタイプのうち自分がどのタイプであるのかを知っておくことは大切です。

一つ目のタイプとしての寝つきが悪い場合には騒音や部屋の温度・湿度・振動、ベッドの硬さ・枕の硬さなど、環境的な睡眠阻害要素がないかを調べる必要があります。二つ目のタイプの睡眠途中で目覚めるといった不眠は排尿が原因で起きたり心配事・不安が原因で起きることが多いようです。三つ目のタイプは嫌な夢を見てうなされて起きることによる不眠で、心臓の薬を飲んでいるときの副作用として生じることや恐怖体験に基づいても生じることがあります。四つ目のタイプは眠りが浅くてうとうととしている不眠で、高齢者に多く見られ、身体疲労や低血圧・心不全などの病気によっても生じます。そして、五つ目のタイプは早朝

図表105　不眠患者さんのライフスタイルで思い当たる項目

身体	→潜在した病気（心不全、低血圧など） 疲労　慢性の病気	不眠のライフスタイル（生活）
心理	→心配事、不安、恐怖、うつ	
	→性格　神経質　過剰反応　失感情症	
	→否定・怒り	
社会	→家庭環境・職場環境での問題 騒音、高温、多湿、振動など	
実存	→「生きる意味」の喪失	
	→社会的疎外	

に目が覚めてしまい寝つけない不眠で、高齢者に多く見かけます。

　このように五つの不眠のタイプを知った上で、第1ステップとしてはとりあえず眠れるようにすることが重要で、寝つきが悪い場合は、その原因を調べて室温調整や騒音・振動対策、枕の調整などをします。内服薬で悪夢を見たり、睡眠を妨げる薬がないか、病気で体力を消耗していないかなどを調べて、治せるものは治す必要があります。とりあえずの睡眠を確保するために睡眠薬を処方してもらい内服する、アルコールで熟睡できればお酒を少し飲むなどで眠れるようにするのが第1ステップです。不眠対策として睡眠薬を内服するよりアルコールを飲むほうが体にとって優しいと思われがちですが、不眠の場合はアルコールに飲まれてしまう傾向がありますので、医師の処方による睡眠薬を飲んで休むほうが安全であるとされています。

第2ステップとして不眠に関わる心理的な問題点があれば、それらを解決します。社会との葛藤、心理的な悩み、ついには床に就いてから自分の存在意義までをも考えることもありますが、最終的には生きる意味に気づいて前向きの生活を送れるようになれば不眠解消に繋がります。やがて、自分で不眠のコントロールができれば第3ステップが終了することになります。

〔図表105〕は不眠に陥った患者さんが思い当たるライフスタイルを様々な側面で示していますので、思い当たる項目を解決して熟睡に導き、頭をスッキリとさせたいところです。

仕事人間のセカンドライフ

定年まで四〇年間近く仕事ばかりの毎日を過ごし、週末は同僚や接待客とのゴルフ三昧、ゴルフのない週末はごろ寝といった仕事人間が定年退職後に急にすることがなくなり、夢にまで見ていた自由で豊かなセカンドライフのはずが、空虚で貧しいセカンドライフになってしまうこともあります。このようなセカンドライフでは、生きる気力だけでなく体力や免疫力までもが低下して病気を生じやすくなります。

図表106　社会的つながりと全死亡率

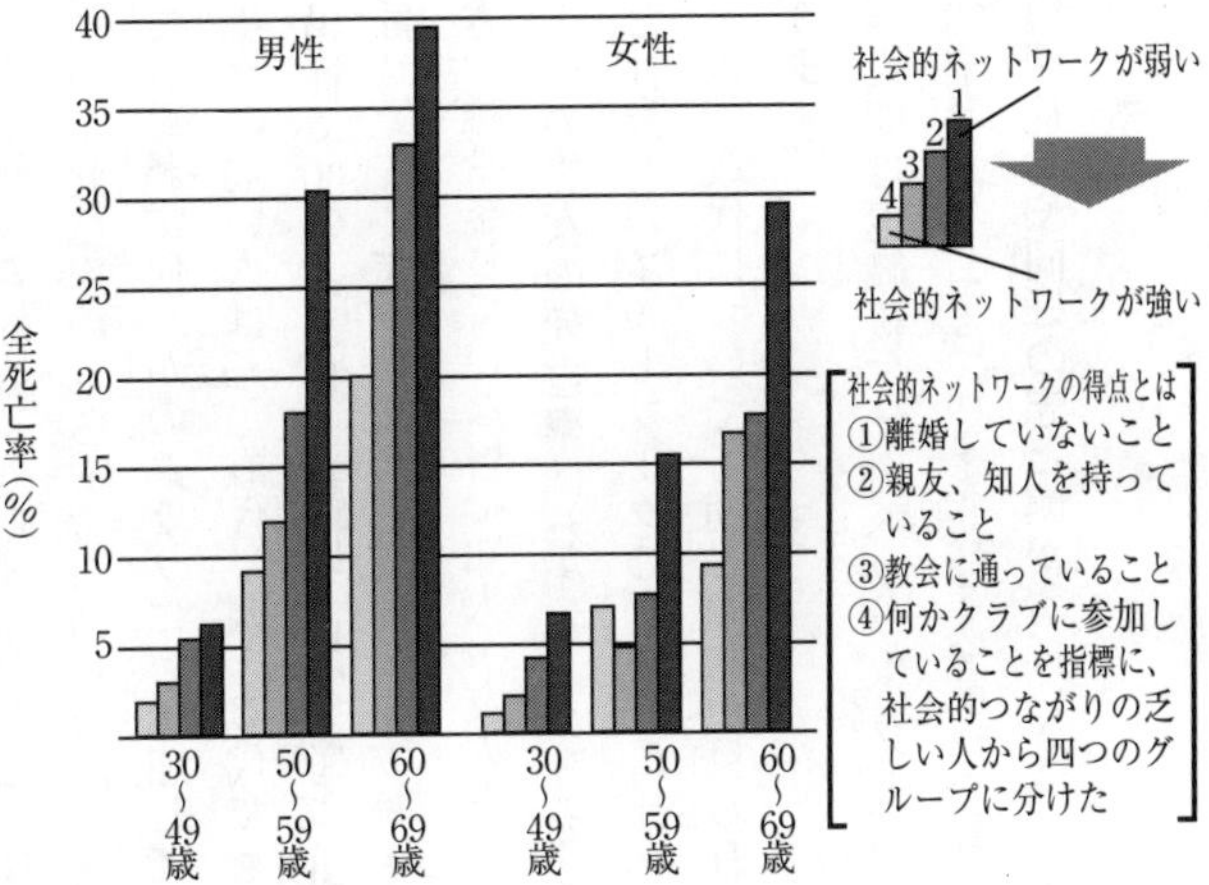

社会的ネットワークの得点とは
①離婚していないこと
②親友、知人を持っていること
③教会に通っていること
④何かクラブに参加していることを指標に、社会的つながりの乏しい人から四つのグループに分けた

私は奈良市の小学校に通っていましたが、その学校で威厳のある威風堂々とした校長先生が五五歳で定年退職をされた後、数年も経たないうちに別人のように弱々しくなられ、やがて亡くなられました。学校の父母たちは多くの先生方は決まって定年退職後の数年以内に病気で亡くなられる、とひそひそ話をしているのを子ども心に聞いていました。

今では五〇歳代後半で亡くなられる人は少なく、八〇歳以上の長寿を保たれますが、健康長寿を保って快適なセカンドライフを楽しむためには退職後にも社会と繋がりを保ち、現役時代と変わらない生活を送ることが大切です。

アメリカのブレスロー博士は〔図表106〕に示すように男女別・年代別に社会的な繋が

りの強さと様々な原因で死亡する割合との関係を調べました。並べた四本の棒グラフで示す年代別の全死亡率のうち一番右の棒は配偶者と離婚をしていないが、親友・知人を持たず、教会にも通わず何らかのクラブにも参加していない人についてで、このような社会とのネットワークの弱い人は三〇歳代、四〇歳代でも男女とも6～7％が死亡し、五〇歳代になりますと男性で30％あまり、女性で15％あまりが死亡しています。また、六〇歳代の男性では40％弱、女性では30％弱が死亡し、他の棒の高さに比べて際立って高くなっています。

一方、離婚をしていないで知人・友人を持ち、教会やクラブに通っている人では三〇歳代、四〇歳代の男女の死亡率はわずか1～2％と低く、五〇歳代の男性でも約8％、女性で約6％と社会とのネットワークの弱い人に比べて死亡率が三分の一～四分の一に低くなっています。六〇歳代についても同じ傾向が見られ、社会との繋がりが健康維持にいかに大切かが分かります。

仕事人間は退職後に社会へソフトランディングすることが大切であるといわれていますが、〔図表106〕は仕事を終える前に会社以外の知人・友人を作り、趣味の会に参加するなど地域社会や同好の志と繋がっていくことの大切さを示しています。

高齢になるほど気をつけたい廃用症候群

昔は体を使わないで生計を立てられる人は稀にしかいませんでしたし、病気になった場合も長く寝込むことなく死を迎えるなど、長期間にわたって体を使わないで生じる廃用症候群については知られていませんでした。

しかし、二十世紀になって郵便局のような大きな企業で毎日郵便物を配る人、毎日椅子に座って電信を打つ人といったように一日中体を動かす仕事、動かさない仕事が現れ、仕事以外の年齢、収入、社宅に至るまでほぼ同じといった職員について比較できるようになりました。その結果、外回りをする人は病気にかかりにくく、内勤の人には糖尿病や動脈硬化、心臓病にかかっている人が多いことが分かり、これらの病気は運動不足病と名づけられました。

その後、運動不足の人では筋肉が衰える、関節の動きが悪くなる、骨が弱くなる、などの症状を出現することが分かってきました。これらの症状は体を使わない・使えないために生じたことから廃用症候群と名づけられました。

体を使わない・使えないといった状態は高齢者に多く見られ、高齢期に見られる特有の老年症候群と廃用症候群とが重なって高齢者の生活機能を低下させたり、様々な病気を引き起こしたりしますので高齢になるほど廃用症候群には気をつけたいところです。

体の各部位に見られる廃用症候群を〔図表107〕に示します。すでに述べましたが、農

図表107　廃用症候群をきたしやすい臓器とその症状

臓器		機能の変化	症状・疾患
1	骨	骨萎縮	骨粗鬆症
2	関節	可動域減少	関節拘縮
3	筋肉	筋萎縮	筋力・耐久性低下
4	皮膚	菲薄化	褥瘡
5	心臓	機能低下	起立性低血圧、頻脈
6	肺臓	機能低下	息切れ
7	消化器	消化機能低下 蠕動運動低下	食思不振 便秘
8	膀胱	排尿機能低下	排尿障害・膀胱炎
9	静脈	血栓形成	下肢静脈血栓症・肺塞栓
10	脳・神経	機能低下	精神活動性低下・うつ

その他、歯科領域では歯周疾患も廃用により生じる。

業や家具運搬業など体を使う人に比べて秘書や大学教授など座り仕事の多い人たちは骨が弱く、骨粗鬆症にかかりやすくなりますが、このような仕事では股関節や膝関節の動かせる範囲が狭くなる関節拘縮を生じたり、筋肉が衰えて筋力・筋肉の耐久性が低下したりします。脇の下の皮膚は一般的に薄いように普段からの刺激が少ない皮膚は薄くなり褥瘡を作りやすくなります。高齢者や寝たきり状態の人では褥瘡を作りやすくなるのは皮膚の廃用症候群が関係しています。

内臓にも廃用症候群が生じます。寝たきり状態が長引きますと心臓や血管の働きが低下して立ち上がる、起き上がるなどで上半身の血圧が下がり立ち眩みをする起立性低血圧が生じたり、肺臓の働きが低下して息切れをするのも廃用症候群によります。体を使わない状態では便秘・食欲不振を生じたり、排尿にトラブルが生じるほか、静脈が詰まるエコノミー症候群に陥ったり、考える力が低下します。高齢になっても活動的な生活により廃用症候群に陥らないようにすることが大切といえます。

誰にでもできる心の休養法

現代社会では乗り物が速くなる、情報伝達が速くなる、などで一日に体得する知識・経験量が増えているように思われます。一方、現代人は昔の人の二倍長生きをしても、一生の間に昔の人と同じぐらいしか成果が上がっていないような気もします。これは現代人が大量に入ってくる知識・経験を整理・活用するのに忙殺され、自然相手にゆったりと生活していた頃の人たちのような心の休養がなくなっているためです。

休養のうち「休」は体得した知識・経験により疲れた心や体を休ませ、活動を止めることを指し、「養」は知識・経験を整理して明日からのエネルギーを蓄えるといった活動的な内容を指しています。

休養の取り方を分類してみますと作業の合間に秒単位で息抜きをする休息、一日の作業工程の中で作業能率の低下を回復させるため何分間か休む休憩があります。また、一週間の間に溜まった疲労の回復・人との付き合い・自分の将来を考える、などのために一日単位の週

図表108　心身の健康づくりのための休養指針

1	生活にリズムを	・早めに気づこう、自分のストレスに ・睡眠は気持ちよい目覚めがバロメーター ・入浴で、からだもこころもリフレッシュ ・旅に出かけて、こころの切り替えを ・休養と仕事のバランスで能率アップと過労防止
2	ゆとりの時間でみのりある休養を	・１日30分、自分の時間をみつけよう ・活かそう休暇を、真の休養に ・ゆとりの中に、楽しみや生きがいを
3	生活の中にオアシスを	・身近の中にもいこいの大切さ ・食事空間にもバラエティを ・自然とのふれあいで感じよう、健康の息吹を
4	出会いときずなで豊かな人生を	・見出そう、楽しく無理のない社会参加 ・きずなの中ではぐくむ、クリエイティブ・ライフ

休があり、さらに心身を癒して家族機能を調整する、退職後に社会へソフトランデングする、などのための一週間単位の休暇があります。

これら様々な形態の休養を活用して心身を健康にする健康指針が出されていますので、それを〔図表１０８〕に示します。

休養指針はリズム的な要素、時間的な要素、空間的な要素、社会的な要素の四本柱からなっています。

生活にリズムをつけるために、まず自分へのストレスの内容・強さ、対処能力と限界を超えたときの相談相手の有無などを知っておくことが大切であると述べています。そして、最低6時間の睡眠と目覚めのよさを求め、入浴によるリラクゼーション、旅行による心の切り替え、など生活にリズムをつけて仕事と休養とのバランスを保つようにと促しています。

時間的な要素としては一日に30分間は予定のない時間を作って好きなことをするようにと促し、また休暇を生かして休養を取り、ゆとり時間に楽しみや生きがいを見つけ出すようにと述べています。

空間的な要素としては日常性とは異なった景色に接し、食事を摂る、など生活にバリエーションをつけ、できれば自然とのふれあいで健康感を取り戻すようにと求めています。

社会的な要素として無理のないボランティア活動や創作的な生き方で社会との結びつきを見出すようにと促しています。休養は個人の生き方に関わる問題ですので、指針をあくまでも参考にしていただきたいと思います。

体にやさしい入浴健康法はあるか

湿気の少ない欧米の人たちは汗をかく量が少ないためか、シャワーを浴びるが、入浴はたまにするだけで十分といった人が多いようです。しかし、日本の夏のように高温多湿な気候では、毎日入浴をしないと我慢ができません。リハビリテーション病院で体の具合が悪くなられた患者さんの退院に際して、独りで食事ができるか、排泄排便ができるか、衣服を取り替えられるか、の次に重要視するのが入浴は可能かというほど日本人には入浴が大切です。

図表109　体にやさしい入浴健康法の代表――温泉療法の効果

- 温泉
  - 直接
    - 物理作用―浮力、静水圧、粘性、摩擦抵抗（静脈環流・浮腫除去、筋力増強）
    - 温熱作用（発汗・鎮痛・筋肉や関節を柔らかく、血圧低下、循環促進）
    - 化学・物理作用（呼吸機能回復・鎮痛）
    - 飲泉
  - 間接
    - 免疫力増強
    - 気分転換

かつて入浴は体を清潔にすることにより皮膚病や皮膚の感染症を予防するといった衛生上の観点で勧められてきましたが、最近では入浴が様々な点で体にとってよいことが分かってきました。海外、国内を問わず入浴のうちでも体にとって最もよいとされている温泉入浴の効果と一般の入浴の効果とを比較しながら述べます。

温泉の効果は〔図表109〕に示しますように湯の直接作用として液体としての静水圧効果、そして温熱効果が挙げられ、他に温泉では科学的な成分の皮膚・呼吸器に対する効果や湯を飲んだ際の胃腸への作用も認められていますが、一般の入浴では静水圧効果と温熱効果とが中心となります。

入浴に用いられる湯の静水圧効果と温熱効果とで発汗が促され、毛穴から水分とともに塩分などの老廃物、カルシウム、重金属などミネラルなどが排泄され、毛穴が清潔になるといった効果が入浴では見られます。また、温熱効果により血液循環がよくなり、血圧が低下し、関節痛・腰痛が軽くなり、また筋肉が柔らかくなります。このため、五十肩に対する関節の動き・痛みの改善体操は入浴時に肩までつかった後行なうと効果が上がります。

比較的低温で、快適と感じる風呂に入ったときには血圧が低下しますが、高温での入浴は血圧を上昇させます。関節や腰を温めて除痛を図るためにも低温の風呂に長時間入って温めると効果が上がります。ただし入浴後に扇風機に当たったり、夜風に当てますと緩んだ筋肉や関節が再び固くなり痛みが出ます。入浴後は体をバスタオルなどで巻いて20〜30分間臥床し、ゆっくりと体を冷やしますと筋肉が柔らかくなります。

入浴による水分排泄は動脈硬化がある、肥満で血液中のコレステロール値が高いといった人には血液の流れを滞らせたり、血液の塊が剥がれて心臓や脳に流れさせますので、水分補給をしながらの入浴が体に優しい入浴法といえます。このように入浴中の事故は重大な症状を招きます。特に高齢者は重症化しやすいので注意が必要です。湯の温度をぬるめにする、脱衣所や浴室を予め温めておいて温度の急激な変化を避けるなどの注意が必要です。

これまで老化、病気、食事、運動、生活という視点から、元気で長生きする技術を述べてきました。これらの内容は、すべて科学的根拠に基づいたものです。このなかから、自分に適したもの、不十分だったものを取り上げて、自分の生活に置き替えてみましょう。

そうすればたいした苦労もなく老いない技術が獲得できるでしょう。

キリトリ線

★読者のみなさまにお願い

この本をお読みになって、どんな感想をお持ちでしょうか。次ページの「100字書評」（原稿用紙）にご記入のうえ、ページを切りとり、左記編集部までお送りいただけたらありがたく存じます。今後の企画の参考にさせていただきます。また、電子メールでも結構です。

お寄せいただいた「100字書評」は、ご了解のうえ新聞・雑誌などを通じて紹介させていただくこともあります。採用の場合は、特製図書カードを差しあげます。

なお、ご記入のお名前、ご住所、ご連絡先等は、書評紹介の事前了解、謝礼のお届け以外の目的で利用することはありません。また、それらの情報を六カ月を超えて保管することもありません。

〒一〇一―八七〇一　東京都千代田区神田神保町三―六―五　九段尚学ビル
祥伝社　書籍出版部　祥伝社新書編集部
電話〇三（三二六五）二三一〇　E-Mail : shinsho@shodensha.co.jp

★本書の購入動機（新聞名か雑誌名、あるいは○をつけてください）

＿＿＿新聞の広告を見て	＿＿＿誌の広告を見て	＿＿＿新聞の書評を見て	＿＿＿誌の書評を見て	書店で見かけて	知人のすすめで

★100字書評……老いない技術

名前

住所

年齢

職業

林　恭史　はやし・やすふみ

1939年生まれ。京都府立医科大学卒業。東京大学整形外科入局後、米国テキサス大学留学。東京都リハビリテーション病院副院長を経て、東京都多摩老人医療センター院長。平成14年東京都老人医療センター院長。平成18年東京都リハビリテーション病院院長。高齢者医学の第一人者として『骨の健康学』(岩波新書)などの著書がある。

老《お》いない技術《ぎじゅつ》

元気で暮らす10の生活習慣

林《はやし》 恭史《やすふみ》

2008年7月5日　初版第1刷発行

発行者……………深澤健一

発行所……………祥伝社しょうでんしゃ

〒101-8701　東京都千代田区神田神保町3-6-5

電話　03(3265)2081(販売部)

電話　03(3265)2310(編集部)

電話　03(3265)3622(業務部)

ホームページ　http://www.shodensha.co.jp/

装丁者……………盛川和洋

印刷所……………萩原印刷

製本所……………ナショナル製本

Printed in Japan ISBN978-4-396-11115-1 C0247

〈祥伝社新書〉
大好評!"最先端医療シリーズ"

001
抗癌剤 知らずに亡くなる年間30万人
「手術がすべて」と思うなかれ! 最新抗癌剤治療の全貌を明かす
外科医 平岩正樹

012
副作用 その薬が危ない
「病気を治す薬」が「新たな病気を作る」! 意外な実例を満載
内科医 大和田潔

034
ピロリ菌 日本人6千万人の体に棲《す》む胃癌の元凶
胃癌・潰瘍《かいよう》を未然に防ぐための全情報!
内科医 伊藤愼芳

039
前立腺 男なら覚悟したい病気
40歳以上の中高年男性必読! 気になる症状の原因と対策がわかる
日本医科大学教授 平岡保紀

071
不整脈 突然死を防ぐために
中高年を襲う脈の乱れ。適切な処置が一命を取り留める!
四谷メディカルキューブ院長 早川弘一

072
がんは8割防げる
がんを予防するための生活術がある。そのポイントを数値でチェック!
新潟大学医学部教授 岡田正彦

〈祥伝社新書〉

大好評! “大人のレジャーシリーズ”

013

韓国の「昭和」を歩く

韓国と日本のありのままの姿を探る旅。そこには「懐かしい日本」があった

ソウル在住ジャーナリスト 鄭《チョン》 銀淑《ウンスク》

029

温泉教授の湯治力

日本人が育《はぐく》んできた驚異の健康法

安くて、気持ちよくて、元気になる!「東西湯治場番付」付き

札幌国際大学教授 松田忠徳

032

西部劇を見て男を学んだ

西部劇のヒーローよもう一度よみがえれ!「西部劇ビデオガイド」付き

紀行作家 芦《あし》原《はら》 伸

037

志賀直哉はなぜ名文か

あじわいたい美しい日本語

簡素で美しい名文。日本語のお手本がここにある!

類語辞典編者 山口 翼《たすく》

055

まず「書いてみる」生活

「読書」だけではもったいない

書く能力は定年から開かれる。「自分のこと」から書いてみよう!

哲学者 鷲田小彌太《こやた》

〈祥伝社新書〉好評既刊

001 抗癌剤 知らずに亡くなる年間30万人　平岩正樹
002 模倣される日本 映画、アニメから料理、ファッションまで　浜野保樹
008 サバイバルとしての金融 株価とは何か・企業買収は悪いことか　岩崎日出俊
010 水族館の通《つう》になる 年間3千万人を魅了する楽園の謎　中村　元
024 仏像はここを見る 鑑賞なるほど基礎知識　瓜生《うりゅう》　中《なか》
035 神さまと神社 日本人なら知っておきたい八百万《やおよろず》の世界　井上宏生
042 高校生が感動した「論語」　佐久　協《やすし》
043 日本の名列車　竹島紀元《としもと》
044 組織行動の「まずい!!」学 どうして失敗が繰り返されるのか　樋口晴彦
052 人は「感情」から老化する 前頭葉の若さを保つ習慣術　和田秀樹
062 ダ・ヴィンチの謎 ニュートンの奇跡 「神の原理」はいかに解明されてきたか　三田誠広
063 1万円の世界地図 図解 日本の格差、世界の格差　佐藤　拓
066 世界金融経済の「支配者」 その七つの謎　東谷　暁《さとし》
074 間《ま》の取れる人 間抜けな人 人づき合いが楽になる　森田雄三
076 早朝坐禅 凛《りん》とした生活のすすめ　山折哲雄
081 手塚治虫「戦争漫画」傑作選
082 頭がいい上司の話し方　樋口裕一
086 雨宮処凛《かりん》の「オールニートニッポン」
087 手塚治虫「戦争漫画」傑作選Ⅱ
090 父から子へ伝える名ロック100　立川直樹
093 手塚治虫傑作選「瀕死《ひんし》の地球を救え」
094 朗読してみたい中国古典の名文　渡辺精一
095 デッドライン仕事術 すべての仕事に「締切日」を入れよ　吉越《よしこし》浩一郎
096 日本一愉快な国語授業　佐久　協《やすし》
098 滝田ゆう傑作選「もう一度、昭和」
099 御社の「売り」を小学5年生に15秒で説明できますか?　松本賢一
100 仕事が活《い》きる 男の風水　金寄《かなより》靖水《せいすい》
101 戦国武将の「政治力」　瀧澤　中《あたる》
102 800字を書く力 小論文もエッセイもこれが基本!　鈴木信一
103 精神科医は信用できるか 「心のかかりつけ医」の見つけ方　和田秀樹
104 宮大工の人育て 木も人も「癖」があるから面白い　菊池恭二
105 人の印象は3メートルと30秒で決まる 自己演出で作るパーソナルブランド　江木園貴《そのき》
106 メジャーの投球術 日本野球は、もう超えたか　丹羽政善
107 プロフェッショナル　仁志敏久
108 手塚治虫傑作選「家族」
109 「健康食」はウソだらけ　三好基晴
110 「お笑いタレント化」社会　山中伊知郎
111 超訳『資本論』　的場昭弘
112 登ってわかる富士山の魅力　伊藤フミヒロ
113 これが中国人だ! 日本人が勘違いしている「中国人の思想」　佐久　協《やすし》
114 強運になる4つの方程式 もうダメだ、をいかに乗り切るか　渡邉美樹

以下、続刊